Conserver la couverture

À Monsieur Tholozan
témoignage d'amitié

Lamerre

ESSAI

SUR

LA PYRETOLOGIE ROMAINE

PAR LE DOCTEUR

HIPPOLYTE LASSERRE

MÉDECIN MILITAIRE.

ROME,

Imprimerie de G. A. Bertinelli.

46, Via Sistina.

1853.

ESSAI

SUR

LA PYRÉTOLOGIE ROMAINE.

PRÉAMBULE.

On a déja beaucoup écrit sur les fiévres de Rome ; ce qui nous détermine à intervenir dans cette question, c'est que l'esprit de systême a jusq'à présent dirigé les travaux qui ont été publiés. Aussi de tous côtés prône-t-on un traitement un peu trop exclusif: celui-ci conseille sans retard l'emploi du sulfate de quinine, redoutant sans cesse l'apparition d'accès pernicieux ; celui-là, au contraire, préconise les purgatifs partout et toujours, réservant l'écorce du Pérou pour les cas qui auront résisté à la nouvelle médication.

Depuis quatre ans nous soignons des fiévreux à Rome et il nous sera bien permis de dire notre pensée sur ce que nous avons vu. La première question qui doive préoccuper le médecin et qui nous parait avoir été négligée, c'est celle d'approfondir la nature intime des affections qu'il doit traiter, et, quoiqu'on en dise, ce n'est pas en considérant comme chose secondaire l'appréciation des différences symptomatiques que l'on arrivera à un résultat satisfaisant. On s'expose fort à confondre sous une même dénomination des maladies diverses. N'avons-nous pas vu qualifier *fiévres pernicieuses* de vraies fiévres typhoïdes !

Pour être moins évidente, l'erreur n'est peut-être pas moins certaine pour quelques autres fiévres qui n'ont de rémittent et quelquefois même d'intermittent que la forme, dont la cause doit être recherchée ailleurs que dans l'empoisonnement miasmatique et qui guérissent mieux ou pour le moins aussi bien à la suite du traitement dit expectant, de la médication vomitive ou purgative, que lorsque l'on met en usage les préparations de quinquina.

Pour arriver à la démonstration de cette assertion, nous ne croyons pas pouvoir mieux faire que de rappeler la classification des fiévres, telle qu'elle est admise par l'école romaine, de les interpréter aussi rigoureusement que possible en les confrontant avec les résultats que nous a fournis notre pratique. Voici cette Classification :

1ᵉʳ ORDRE.

Fiévres intermittentes.

- intermittentes pures.
  - Quotidiennes.
  - Tierces.
  - Quartes.
- intermittentes nerveuses, ou pernicieuses.
  - Quotidiennes.
  - Tierces.
  - Quartes.
  - Sub-continues.

2ᵉ ORDRE.

Fiévres continues.

1ᵉʳ SOUS-ORDRE.

continues continentes.

- Synocha.
  - Ephémère simple.
  - Synocha proprement dite.
- Nerveuses.
  - Ephémère maligne.
  - Synocha maligne.
  - Typhus mitis.
  - Typhus gravior.
  - Fiévre jaune.
- Synochus.
- Fièvre hectique.

2ᵉ SOUS-ORDRE.

continues rémittentes.

- rémittente quotidienne, ou amphimérine.
  - Fiévres des vieillards.
  - Catarrhale bénigne.
- rémittente tierce, ou tritaeophia.
  - Fiévre ardente (causus).
- rémittente tantôt tierce, tantôt quotidienne.
  - Gastrique simple.
  - „ bilieuse.
  - „ inflammatoire.
  - „ nerveuse.
  - „ pituiteuse.
  - „ puerpérale.
- rémittente jointe à un intermittente, ou semitertiana.
  - Hémitritée.

La division en deux grands ordres est profondément pratique et l'on peut dire en général que les fiévres comprises dans le premier groupe exigent un tout autre traitement que celles comprises dans le second, d'ou l'on peut conclure qu'il y a une différence notable dans leur nature. Quand il est question de fiévres continues, il est bien facile de se convaincre qu'elles ne peuvent être rangées parmi les affections paludéenes. Dans l'histoire des *synoques*, de la *febris gastrica*, du *causus*, des *nervosæ* on ne vante plus l'efficacité du quinquina; si l'on en parle, c'est pour citer son action nuisible (nocèt), tandis que dans les fiévres intermittentes, du moins celles qui sont dites légitimes, on se garde bien d'omettre la phrase pour ainsi dire sacramentelle depuis Torti: « ad chinam chinam confugiendum: ». Et l'on n'a pas su voir, dans cette assertion répétée par touts les auteurs, qu'il devait se développer à Rome d'autres fiévres que les fiévres limnéïques, que ce n'était qu'en cherchant à découvrir à quoi elles devaient être rattachées que l'on pouvait espérer un rapprochement entre nos théories médicales.

Cette tache nous essaierons de la remplir; nous nous efforcerons de faire sentir aux médecins romains que le culte par trop hypocratique qu'ils professent pour les types divers des fiévres est peut-être un peu absolu; mais nous n'arriverons pas à ces généralisations extrêmes qui simplifient la pratique au détriment de la vérité.

Nous nous proposons d'analyser dans ce travail les principales espèces de fiévres admises par M. Valentini, de voir si nous avions constaté leur existence individuelle et, dans le cas d'affirmative, de déclarer comment nous les comprenions. Nous nous occuperons d'abord des fiévres continues sans tenir compte de la subdivision de cet ordre, subdivision dont nous ne reconnaissons pas l'utilité, la réalité; nous énonçons cette proposition sans la prouver, pour avoir le droit de suivre l'ordre qui nous paraitra le plus convenable et pour nous permettre des transpositions assez nombreuses.

SYNOCHA.

Désignée par Galien sous le nom de *Synochus imputris ou Simplex,* cette fiévre est caractérisée par un mouvement fébrile continu, durant de un à neuf jours et accompagné de quelques symptômes très simples.

Cette définition comme toutes celles que nous pourrons citer est très vague et permet de ranger dans la catégorie des *Synochæ* les fiévres symptomatiques d'une affection rhumatismale, d'une lésion externe, (fracture, luxation, plaie, abcès) d'un exanthéme, de la présence des saburres, des vers dans les intestins, de la dismenorrhée, de la sécrétion laiteuse chez les nouvelles accouchées. Dans tous ces cas évidemment la fiévre n'est qu'un épiphénomène et se rattache à l'affection primitive au même titre que touts les autres symptômes.

Nous ne reconnaissons comme *Synocha* que cette fiévre de peu de durée que l'on ne peut pas rattacher à la lésion d'un organe, qui résultat d'une cause fugace, telle que l'insolation, un accès de colère, l'ingestion de boissons chaudes, un exercice exagéré etc..... est caractérisée par une suractivité de la circulation et de la respiration, une chaleur moite de la peau, un peu de soif, de la céphalalgie et de la propension au sommeil.

Cette *Synocha,* c'est la fiévre éphémère ou mieux peut-être la fiévre angiéoténique, puisque le sang d'une saignée se recouvre de la croute inflammatoire; plus ou moins intense, elle comprendrait les deux variétés appelées *Ephemera primaria* et *Synocha propria*.

Nous retrancherions de cette fiévre toutes les autres espèces, même celle qui est accompagnée d'un état saburral ou bilieux prononcé, parce que, comme nous le dirons quand nous nous occuperons de la fiévre gastrique, le mouvement fébrile nous parait sous la dépendance de l'état des voies digestives. Nous ne nous inquiétons pas de savoir lequel de ces deux phénomènes s'est produit le premier, ce point de pathogénie est fort obscur; mais l'indication thérapeutique ressort de l'état gastrique, c'est une raison suffisante pour faire admettre que le mouvement fébrile est symptomatique.

La *synocha* ainsi définie est très fréquente surtout pendant les chaleurs de l'été; et si, comme le dit fort bien M. Valentini, on peut prendre pour fiévre éphémère un premier accès de fiévre intermittente, il n'est pas impossible de commettre l'erreur contraire, quand on se hâte trop de médicamenter son malade. C'est donc un devoir pour nous d'attendre, d'examiner si la convalescence est franche ou le pouls agité et le patient abattu.

L'*ephemera primaria* peut-elle se changer en *synocha* comme le veut l'Ecole romaine? Sans doute: mais ce n'est pas là une transformation: c'est une aggravation de la même affection. Peut-elle se transformer en *synochus putris* ou *hectica*? Voici le réponse du professeur: (an ab initio ephemera, vel synochus, vel hectica dubitandum fore putamus.) Il est facheux que ce doute ne soit pas exprimé toutes les fois qu'il est question du changement d'une maladie en un autre et qu'il ne serve pas toujours de règle aux praticiens.

Bornons-nous à ces quelques mots sur une fiévre aussitôt éteinte que produite et dont nous n'avons parlé que pour ne rien omettre d'essentiel.

SYNOCHUS.

Le synochus est une fiévre continue continente, qui dure deux ou trois septenaires : composée de la réunion de la synocha et du typhus, elle présente au début les caractères de la première, la marche et la terminaison du typhus et est due à l'épaississement, à la densité inflammatoire du sang.

Cette fiévre a été observée pas nous assez fréquemment en 1852, tandis que les années précédentes, elle a été assez rare, assez peu tranchée pour ne pas triompher de nos préventions scolastiques. Jusq'à présent nous avions pensé que cette fiévre n'était qu'une complication des fiévres intermittentes ou des fiévres typhoïdes ; aujourd'hui nous pouvons dire qu'elle se présente isolément. Nous l'étudierons ici dans cet état de simplicité, nous réservant de revenir sur ce sujet quand nous parlerons des fiévres avec lesquelles elle peut coexister et même être confondue. Mais loin d'en faire une entité qui prendrait sa source dans l'épaississement du sang nous plaçons son fomes dans le tube digestif, pour nous elle est symptomatique de l'inflammation de l'appareil gastro-hépatique.

Cette opinion nous devons l'entourer de preuves, surtout aujourd'hui que les excès de l'école de Broussais, son absolutisme thérapeutique ont été appréciés à leur juste valeur. Que ce genre d'affections soit très-rare en France, si rare même que l'on se soit cru en droit de les nier, nous ne le contestons pas. Lorsque nous nous sommes vu obligé d'émettre

une opinion si contraire aux idées médicales actuelles, si contraire, disons-le, aux principes dont nous étions profondément
imbu, nous nous sommes rappelé que le créateur de la doc-
trine physiologique avait commencé sa carrière en Italie; mais
comme tous les génies, il a poussé la généralisation jusqu'à
tout reporter aux affections dont il constatait le premier
l'existence. Maintenant c'est l'*Endémopathie* qui tend de plus
en plus à absorber toute la pathologie des pays chauds. Nous
ferons touts nos efforts pour interpréter les faits sans esprit
de système.

On nous accordera, nous l'espérons, qu'il puisse exister
dans un pays, dans une localité une réunion de conditions
suffisantes pour enflammer l'appareil de la nutrition, celui-ci
fût-il le moins inflammable de l'économie. Ces conditions
nous les trouvons réunies dans Rome. N'y aurait il pas du
reste dans ce fait la confirmation de cette loi de pathologie
générale qui montre les systêmes respiratoire et circulatoire
plus fréquemment atteints dans les pays froids, tandis que
dans les climats chauds c'est sur l'appareil digestif et les
glandes conglomérées que se concentre l'imminence morbide.
Celle-ci est moins prononcée chez l'indigène que chez l'im-
migrant, surtout lorsque ce dernier ne modifie pas son genre
de vie de manière à s'harmoniser avec le nouveau milieu
dans lequel il est appelé à vivre. La chaleur a pour effet de
déprimer l'activité vitale des muqueuses, principalement de
celle du tube digestif; si celle-ci se trouve soumise au même
travail d'élaboration, si elle subit des influences perturbatri-
ces, le sang affluera avec grande abondance, il y aura état
congestif, puis irritation, inflammation. Cette congestion a
lieu chez un individu dont le sang est généralement peu pla-
stique; cette considération très-importante pour instituer un

traitement rationel ne permet pas néammoins de nier que l'hypérémie ne puisse être suivie de la phlogose des viscères sur lesquels elle se développe si facilement, si fréquemment. Or, pense-t-on que nos soldats aient pour la plupart assez de modération, assez de sagacité pour s'abstenir d'excès plus nuisibles à Rome que dans leur patrie, sans que nous prétendions les soumettre à une rigoureuse sobriété? Evitent-ils les chaleurs ardentes du soleil, les refroidissements subits? C'est chose inadmissible; nous pourrions citer l'histoire de deux hommes du 7e chasseurs à pied, qui sont tombés malades le même jour par suite de l'inébriation par l'eau de vie, excès commis en compagnie l'un de l'autre; l'un avait contracté une péritonite sur-aigue qui l'a enlevé en 48 heures; l'autre est mort au bout de deux mois et demi, épuisé par une diarrhée colliquative, et nous avons trouvé à l'autopsie les traces évidentes d'une inflammation gastro-hépatique. La marche de la maladie éloignait du reste toute idée d'empoisonnement.

Nous n'ignorons pas que l'on a écrit des articles très-remarquables sur les inflammations et les abcès du foie; mais on a peu parlé de l'état de la muqueuse gastrique; celle-ci peut pourtant s'enflammer tout-à-fait isolément; et quand il y a eu hépatite, nous avons toujours vu qu'elle était rouge, ramollie, épaissie. Si l'on n'a pas tenu compte de cette coïncidence, c'est qu'il eût peut-être été difficile alors de ranger l'affection dans l'immense classe des maladies endémo-épidémiques; il fallait l'intervention de l'empoisonnement miasmatique pour pouvoir faire une théorie séduisante. Dire que la chaleur, les variations de température, l'alimentation excitante, les excès alcooliques étaient les causes de la gastricité, de la diarrhée, de la dyssenterie, de l'hépatite et de la cachexie qui lui succède, eût été une vulgarité. Cette vulgarité nous la soutenons quant à ce qui regarde les maladies que les médecins italiens appellent *Synochus, febris gastrica, causus;* il y a plus, nous la soutiendrions même au besoin pour un certain nombre de fiévres intermittentes. Mais n'anticipons pas et revenons à notre Synochus.

Cette espèce de fièvre présente les symptômes suivants: au début, frisson avec horripilation suivi de chaleur mordicante; pouls résistant, fréquent, dur, inégal; respiration haute, accélérée, difficile, suspirieuse; urines épaisses, troubles, rouges, sans sédiment on avec dépôt blanchâtre, lorsqu'elle décline. Pendant qu'elle augmente et qu'elle tend à sa période d'état, elle est aggravée par quelques autres symptômes tels que la céphalalgie, l'insomnie, la somnolence, un délire léger, la difficulté des mouvements musculaires, une grande débilité, la jactitation, l'incurvation du tronc, phénomènes qui indiquent une plus grande intensité de la maladie.

L'école romaine distingue deux espèces de synochus: 1.º le sanguin (sanguinea) qui se reconnait à la fréquence, la plénitude du pouls, une céphalalgie gravative, la somnolence, le délire, le facies rouge et vultueux, la soif, la sécheresse de la langue, la faiblesse des membres, et quelques autres symptômes qui sont produits par l'irruption du sang tantôt dans une partie, tantôt dans une autre, lequel y apporte des infarctus inflammatoires; « quae (Symptomata) saepe a sanguine » in unam aliam ve partem irruente, et inflammatorios infar- » ctus advehente nascuntur ». Cette fièvre dure de quatorze à vingt jours; 2.º le bilieux qui se reconnait à la chaleur brûlante de la peau, à la fréquence du pouls, à l'intensité de la soif, à l'aspect de la langue qui est noirâtre, aux nausées, aux vomissements bilieux, à l'insomnie. Cette espèce dure de sept à quatorze jours.

Cette chaleur mordicante, cet état fébrile dans lequel le pouls est dur, fréquent, inégal, désordonné, nous ne les attribuons pas à l'épaississement du sang, à la difficulté de la circulation, à une stimulation anormale des nerfs; nous les faisons dépendre des infarctus inflammatoires signalés par l'école romaine, et pour éviter du moins quant à présent tout autre sujet de désaccord, nous ne parlons que des infarctus qui se produisent sur le tube digestif et ses annexes. Il ne serait pas difficile, en effet, de montrer que les médecins italiens désignent par *Synochus* des maladies diverses, entr'autres les formes inflammatoire et bilieuse de la fiévre typhoïde; mais ce défaut de la nosologie romaine ressortira d'une manière plus évidente de l'étude des autres fiévres continues.

Toutes les fois que nous avons observé les symptômes signalés plus haut: fiévre intense, continue, pouls dur, résistant, peau sèche et brûlante, quelquefois ictère, vomissements parfois incoercibles, vomituritions, langue d'abord sèche ou couverte d'un enduit limoneux, puis noirâtre, il a existé en même temps une douleur appréciable à l'épigastre ou à la région hépatique, une tension plus ou moins manifeste sur ces points-là et dans certaines circonstances à l'hypochondre gauche. Dans ce cas, nous avons vu le subdélirium succéder à l'insomnie, rarement le coma; la constipation était tôt ou tard remplacée par la diarrhée; et quand la maladie trainait en longueur, il survenait l'anasarque et une espèce de cachexie différente de celle que l'on observe à la suite des fiévres à quinquina. Celle-ci est reconnaissable au teint terreux ou jaune cireux de la face, au développement considérable de la rate et par suite de l'abdomen. Dans l'autre, au contraire, la peau est d'un blanc mat; la face est bouffie, comme couverte d'un masque roussâtre, les chairs sont flasques, le ventre tuméfié, nullement dur, rénittent comme dans le cas précédent, mais mou, dépressible; on dirait qu'il contient dans ses parois une substance gélatiniforme. Nous en exceptons cependant la base de la poitrine, qui peut résister à la pression à cause de l'hypertrophie du foie et quelquefois de celle de la rate.

Cette tension de l'épigastre et de l'hypochondre que l'on constate pondant tout le cours de la maladie dans le syno- chus que l'on nous permettra d'appeler vrai, est tantôt tym- panitique, flatulente, tantôt dure, résistante; on peut alors facilement sentir le bord tranchant du foie, qui dépasse le rebord des fausses-côtes surtout vers l'épigastre. Il ne fan- drait pas croire que les médecins romains aient laissé échapper cet état physique de l'épigastre et de l'hypochondre; ils si- gnalent cette tension à l'article pronostic; c'est pour eux un symptôme grave et ils répètent avec Hypocrate : « Tumor » autem durus et dolens in hypochondrio, pessimus quidem, » si totum hypochondrium occupaverit; si verò in alterâ parte » tantum fuerit, minus periculosus qui in sinistrâ. Verum si- » gnificant tales tumores, in initio quidem, periculum esse » mortis brevi futurae; si verò febris vigesimam diem superet, » nec tumor subsidat, in suppurationem vertitur ». Et plus bas: « Minus autem periculosi sunt tumores flatulenti, qui molles » sunt et pressioni parent ».

La première citation indique clairement la congestion du foie et la possibilité de la formation d'un abcès dans cet or- gane. La seconde est moins explicite, il eût fallu constater par l'autopsie s'il y avait ces infarctus inflammatoires dont il a été question plus haut. Ces autopsies nous les avons faites et nous pouvons dire avec confiance que non seulement le foie

était volumineux, dur et friable au point de résister plus ou
moins à la section par le scalpel, de se laisser déchirer par
le doigt et de présenter alors de surfaces déchiquetées, gre-
nues, d'une couleur ardoisée, brune ou comme boueuse; mais
encore la muqueuse de l'estomac était rouge framboisée ou
lie de vin, coloration qui ne disparaissait pas par le lavage; il
y avait en outre un épaississement mamelonné on uniforme
quelquefois avec un pointillé rouge vif, un ramollissement
évident; la muqueuse se réduisait en bouillie par le raclage.
Nous ne nous souvenons pas d'avoir trouvé ces dernières altérations isolées, et cela arrivera rarement sans doute, puisque la maladie perd alors beaucoup de sa gravité.

Nous ajouterons que nous avons aussi trouvé la rate hy-
pérémiée; mais il n'y avait pas ce ramollissement pulpeux
que l'on rencontre dans les fiévres pernicieuses et que les
Italiens désignent par cette expression significative « *milsa
spappolata* ». Cet organe avait conservé sa consistance à peu
près normale, et nous croyons que cette congestion tient,
comme l'infiltration, à l'obstacle apporté à la circulation ab-
dominale (1).

Beaucoup de praticiens répugneront à localiser d'une manière aussi absolue le synochus; ils aimeront mieux voir dans
cette maladie une affection générale analogue à la fiévre typhoïde, due comme elle à une altération quelconque du sang
et produisant d'une manière plus ou moins constante les lésions
dont nous venons de parler. Cette théorie est à peu près celle

(1) Nous avons besoin de faire ici une restriction; la rate a été
trouvée par nous plus ou moins ramollie dans quelques autopsies que
nous venons de faire; nous espérons prouver que dans ces cas le synochus etait compliqué de fiévre typhoïde.

Rome, 14 Aout 1853.

2

de l'école romaine; on pourra faire à la nôtre beaucoup d'objections. Il n'y a pas toujours, nous l'avouons, une corrélation rigoureuse entre les symptômes réactionnels et sympathiques et les signes matériels et physiologiques de la gastrite et de l'hépatite, entre l'intensité de la fiévre, du délire, l'abondance des vomissements, l'agitation etc. et la douleur épigastrique; la tension de cette région est au début peu marquée et quelquefois nulle, alors que le synochus est dans sa période d'acuité. Enfin, quand le développement du foie est devenu évident et qu'il persiste, il se forme un abcès et celui-ci n'est accompagné que d'une fiévre légère, qui souvent passe inaperçue.

Ce défaut de corrélation existe dans beaucoup d'autres maladies; les signes dits physiques d'une lésion locale n'acquièrent qu'ultérieurement et peu à peu une évidence palpable. Nous voyons touts les jours des épanchements pleurétiques se former sans fiévre, sans point de côté; tandis que d'autrefois une douleur pungitive, une fiévre violente accompagnent une pleurésie de courte durée et de curation facile. Notre exemple n'est peut-être pas très-bien choisi; car souvent dans le premier cas il n'y a pas inflammation; nous aurions pu prendre la dyssenterie, l'erysipèle, la bronchite, la pneumonie même, pour montrer que les sympathies varient suivant l'organisation des individus, leur état moral etc. autant peut-être, que suivant l'intensité de la lésion locale. Si nous avons emprunté un argument à la pleurésie, c'est que dans cette maladie les signes stéthoscopiques et plessimétriques sont quelquefois très-vagues, très-peu précis dès le principe, qu'on ne les constate d'une manière certaine qu'à un nouvel examen, alors que la fiévre s'appaise; on ne tarde même pas à la voir disparaitre ainsi que le point de côté et la dyspnée tandis que l'épanchement augmente, qu'il passe lui aussi à la suppuration en produisant la fiévre hectique. Enfin, si l'école romaine ne trouve pas les infarctus inflammatoires dans tous les synochi, c'est que son diagnostic repose sur le type de la fiévre et qu'elle s'expose ainsi à confondre des maladies qui doivent être séparées, comme nous l'avons vu du reste pour la *Synocha Simplex*.

Peu importe après tout la théorie qu'on embrasse; ne nous inquiétons même pas de savoir si le synochus est produit par le miasme palustre; le point capital pour le médecin, c'est le traitement et ici nous serons à peu près d'accord avec les médecins romains.

Ainsi, nous sommes très-sobre de saignées même dans le synochus inflammatoire; nous nous en abstenons surtout pendant les fortes chaleurs de l'été. Nous localisons l'affection dans le système gastro-hépatique; nous la regardons comme inflammatoire; mais nous n'avons pas oublié les remarquables travaux de MM. Andral et Gavarret sur l'état du sang dans les phlegmasies abdominales; quand le sang d'une saignée est couenneux, il l'est bien peu. Nous savons encore que les climats chauds défibrinent le sang. C'est pour cela que malgré nos idées théoriques et peut-être à cause d'elles, si nous croyons devoir faire une déplétion sanguine, nous prescrivons de six à quinze sangsues à l'épigastre ou à l'hypochondre droit, ou bien l'application de cinq à huit ventouses scarrifiées; nous recouvrons le ventre de cataplasmes simples ou narcotiques, de flannelle imbibée d'un liquide émollient et chand; nous le maintenons libre au moyen des lavements huileux ou légérement laxatifs; nous avons recours aux boissons réfrigérantes; enfin nous surveillons attentivement le régime, la diète dans la période aigue, et une alimentation légère et lactée quand la maladie s'appaise.

Nous rejetons avec M. Valentini les vomitifs et les purgatifs ; ils aggravent la douleur épigastrique, donnent plus d'intensité à la fiévre et jettent le malade dans une grande agitation.

Le sulfate de quinine, sans produire des effets aussi sensiblement appréciables, semble développer une prostration profonde, enrayer toutes les réactions et favoriser la détérioration de l'économie. Nous ne le croyons pas étranger à la production rapide de certaines cachexies que nous avons observées. Il est inutile de dire que dans l'histoire du synochus il n'est nullement question de ce médicament.

Si nous ajoutons qu'il est recommandé dans le synochus bilieux d'ouvrir la veine avec prudence, de faire usage du nitre, des purgatifs légers et antiphlogistiques (pulpe de casse, de tamarin, manne), des bains, du suc de limon, des lavements froids, de tenir la tête du malade élevée pour éviter un raptus sangnin vers la tête, nous aurons cité toute la richesse thérapeutique contenue dans l'ouvrage que nous parcourons.

Nous trouvons, nous, qu'il y a des ressources plus puissantes pour combattre cette hépatite, cette gastro-hépatite à laquelle nous attribuons le synochus. Nous ne nous bornons pas aux déplétions sanguines locales, aux fomentations, aux cataplasmes narcotiques aux boissons acidules, nous employons souvent les mercuriaux: tantôt c'est le calomel à la dose de un ou deux grammes incorporé dans du miel; tantôt, quand la maladie est très intense, lorsqu'aux vomissements se joignent le hoquet, les sucurs glaciales, le froid des extrémités, le facies grippé, hypocratique, nous faisons des frictions mercurielles (10, 20, 30 grammes) deux et trois fois par jour; nous donnons les pilules de calomel selon la méthode de Law.

Nous nous estimons même très-heureux quand nous voyons survenir une salivation abondante; nous combattons les vomissements en fesant fondre des fragments de glace sur la langue. Nous avons obtenu par cette médication énergique une guérison que nous n'osions espérer.

D'autrefois nous employons les révulsifs, les vésicatoires sur les cuisses plutôt qu'à la région hépatique, les frictions stibiées sur l'abdomen. Enfin dans quelques circostances, l'engorgement du foie persistant et déterminant un commencement d'infiltration, de la bouffissure à la face, nous avons appliqué un cautère à l'hypochondre droit; nous avons observé une amélioration manifeste dans l'état du malade, et le cas échéant nous insisterions plus que nous ne l'avons fait sur ces moyens qui nous paraissent devoir fournir de bons résultats.

TRITÆOPHIA,

OU CONTINUE RÉMITTENTE TIERCE.

La tritæophia n'est pas continue continente, comme les précédentes, mais continue rémittente à type tierce.

Si nous voulions suivre un ordre physiologique, nous devrions nous occuper de la *febris gastrica;* mais la tritaeophia est comme le synochus, attribuée à l'épaississement du sang; son étude nous permettra donc de nous livrer à des considérations analogues et fera ressortir d'une manière plus manifeste la nécessité de pénètrer plus avant dans l'histoire des fiévres admises par l'école romaine, de déterminer leurs espèces par des caractères plus précis que le type et les symptômes généraux.

Comme nous l'avions annoncé, nous n'accordons à ceux-ci qu'une importance secondaire. Le professeur romain reconnait lui-même que le premier sous-ordre des fiévres continues peut présenter des exacerbations, des paroxismes qui surviennent d'une manière irrégulière ; qu'il en est cependant quelques'unes qui peuvent avoir, comme les *nervosæ*, une rémit-tence parfaitement réglée. Il est tout aussi certain que la fiévre hectique que nous voulons passer sous silence parce qu'elle est selon nous toujours symptomatique et le synochus sont sujets aux mêmes variations dans le mouvement fébrile. D'un autre côté, les maladies appelées *causus, amphimerina gastrica* peuvent dans quelques circonstances tendre, arriver même à la continuité la plus parfaite.

Ces phénomènes ont du reste été observés par les premiers maitres de l'art et par M. Valentini lui même ; au lieu de les expliquer par la théorie des transformations, nous leur donnons pour cause l'intensité plus grande de la maladie, soit que la lésion atteignant un degré plus élevé provoque une réaction fébrile plus constante, soit qu'une complication vienne se surajouter à l'affection première, soit enfin que les phénomènes sympathiques deviennent plus permanents, quand l'organisme est affaibli par les premières souffrances. Les périodes d'augment, d'état, de déclin ne sont pas aussi régulières que l'établissent les ouvrages didactiques ; beaucoup d'influences souvent difficiles à apprécier viennent troubler la marche ordinaire des pyrexies sans changer leur nature.

Nous reprochons à l'école romaine de trop s'attacher aux apparences et de croire, lorsque celles-ci varient, que la maladie s'est métamorphosée, tandis qu'il n'y a en réalité que décroissance ou aggravation. Prenons pour exemple la fiévre typhoïde : celle-ci débute le plus souvent par des frissons irréguliers, par des espèces d'accès pseudo-intermittents auxquels succèdent la rémittence, puis la continuité. La pleurésie, la pneunmonie sont dans le même cas, pour parler de maladies sur lesquelles tout le monde est d'accord. Jamais dans aucune de ces circonstances la maladie n'a changé, elle poursuit sa marche avec plus ou moins de régularité; le même traitement lui est applicable.

Faut-il faire un crime à la médecine romaine de se livrer à l'observation assidue des formes? Celles-ci suffisaient à nos pères pour distinguer plus ou moins bien les maladies diverses qu'ils avaient à observer, privés qu'ils étaient des moyens puissants d'analyse imaginés par la médecine moderne et qui donnent au diagnostic un haut degré de certitude. L'école dont nous parlons a voulu en rester là, il n'est donc pas étonnant qu'étrangère aux principes qui nous guident, elle suive encore les errements de nos devanciers.

Nous sacrifions tous du reste plus ou moins aux apparences, aux symptômes; nos inductions sont loin d'avoir une précision rigoureuse, mathématique. Beaucoup d'entre nous ont cru et croient peut-être encore qu'une rémittence réglée suffit pour caractériser une fiévre palustre et exiger par cela même l'administration du quinquina. Il y a plus; comme les effets ont plus de gravité, on admet, et cela parait très rationel, que la cause ayant agi avec plus d'énergie, il faut doubler, tripler la dose du remède pour éviter une mort prochaine. La fiévre devient-elle plus continue, si le sulfate de quinine n'a pas été ingéré, on se hâte de réparer le temps perdu, ou bien on insiste avec plus de force sur cette médication. Ce raisonnement peut être vrai dans certains cas, il peut aussi être très faux; on n'a méconnu la fièvre typhoïde qu'à cause de cette idée préconçue.

Les faits nombreux dont nous avons été témoin nous mettent à même de certifier que la rémittence est impuissante par elle-même à démontrer si une maladie est ou non du domaine de l'écorce du Pérou. Citons-en un exemple incontestable. La fièvre rémittente quotidienne ou amphimérine de l'école romaine que nous n'avons pas l'intention d'analyser d'une manière spéciale parce qu'il est très facile de l'interpréter, contient trois variétés: la fiévre des vieillards, la catarrhale bénigne, la catarrhale reumatique. La première peut, dit-on, se transformer en fiévre hectique et cela ne nous étonne pas, puisque toutes deux sont symptomatiques des nombreuses lésions chroniques qui se développent dans la dernière période de la vie, dans les organes thoraciques principalement.

Les catarrhales bénignes, reumatiques ou non, c'est à dire avec ou sans douleurs musculaires, ne sont que l'expression phénoménale de l'irritation de la muqueuse des voies aériennes, que celle-ci soit une inflammation simple, ou qu'elle dépende de cette affection assez mal déterminée que l'on a désignée sous le nom de Grippe. Voici en effet ses symptômes: rémission le matin, paroxisme le soir, toux, raucité de la voix, sensation laryngienne pénible, larmoiement, dyspnée, inflammation de la gorge, exhalation d'un mucus ténu, sécreté par les narines, la gorge, la bronches et devenant de plus en plus concret. Dans tout le corps de l'article que nous avons lu et relu, il n'est question ni de fiévre intermittente ni de quinquina. Cependant la fièvre est déclarée bénigne, il n'y a pas de mortalité et dans la convalescence par un médecin n'a constaté la continuation ou l'apparition des accès, l'hypertrophie de la rate, la cachexie palustre.

Ce que nous disons de la fiévre amphimérine, nous pouvons le dire de la tritæophia. Nous attendons encore de voir un cas dans lequel on ait observé les symptômes et la marche de cette fiévre telle qu'elle est décrite par l'école romaine et dans lequel on puisse soutenir d'une manière plausible qu'elle n'était en réalité qu'une fiévre palustre méconnue, simple ou pernicieuse. Quoiqu'il en soit, il demeure établi que le praticien doit baser son traitement sur d'autres éléments que le type fébrile, d'autant plus que nous sommes les premiers a reconnaitre que les fiévres à quinquina peuvent de leur côté être tour à tour intermittentes, rémittentes, sub-continues et même continues.

Nous pouvons maintenant entrer dans l'analyse de la tritæophia, voir s'il est possible de la définir avec autant de précision que le synochus, si sous ce nom ne sont pas comprises des maladies très différentes au fond, ou si, par impuissance, nous devons lui reconnaitre une nature particulière, indépendante toutefois des affections endémo-épidémiques.

La tritæophia désignée aussi sous le nom de fiévre ardente ne serait autre chose que le *causus ab urendo* d'Hypocrate, dont les causes occasionnelles sont, suivant le père de la médecine, un travail immodéré, les boissons spiritueuses, les longues marches sous un soleil ardent, une soif vive longtemps supportée ; elle survient principalement chez les jeunes gens à tempéramment bilieux. Comme on le voit il n'est nullement question de marais. Nous n'avons ni les moyens ni le loisir de faire des recherches d'érudition, nous laissons sous la responsabilité de notre auteur l'assertion qu'il émet à cet égard ; nous ne voulons nous occuper que du causus de Rome tel que nous avons pu l'observer dans notre pratique, le séparant pour un instant du faux causus qui présente bien les symptômes de la fiévre ardente et que l'on peut reconnaitre à diverses déjections bilieuses et fétides, lesquelles indiquent que l'on se trouve en présence d'une fiévre gastrique à masque trompeur.

Le causus outre la rémittence tierce a encore pour signes pathognomoniques une chaleur très-flagrante autour des parties vitales et une soif inextinguible. Nous avons déjà condamné le premier caractère, nous ne nous arrêterons pas aux deux autres qui n'ont réellement aucune valeur. Aussi nous garderons-nous d'omettre les autres symptômes que l'école romaine range au second plan et qui ont pour nous plus d'importance, bien qu'ils ne suffisent pas pour pénétrer le mystère qui enveloppe à nos yeux la fiévre ardente.

Voici leur énumération: Sécheresse de la peau, respiration précipitée, langue aride séche et noire, froide envie de saisir les objets (probablement la carpologie), urines rouges, bilieuses, couleur de flamme, constipation ou diarrhée, céphalalgie, insomnie, anxiété, petite toux, voix rauque et plaintive, délire, coma, convulsions.

Touts ces symptômes nous les avons observés dans diverses maladies que nous avons pu généralement diagnostiquer à une époque variable de leur parcours, d'autrefois l'autopsie seule a pu nous révéler l'affection productrice de la fiévre. « Non crimen artis quod professoris est ». Ces maladies que nous avons pu reconnaitre comme coïncidant avec le causus sont: la fiévre typhoïde, la pleurésie, la pneumonie, la méningite, l'hépatite ou synochus si l'on aime mieux. Supposons pour cette dernière maladie qu'elle puisse produire un faux-causus, absolument comme la fiévre gastrique, négligeons aussi les cas particuliers de fiévre typhoïde qui prennent cet aspect; nous les étudierons avec les fiévres continues nerveuses.

Le causus serait donc symptomatique des quatre autres maladies que nous avons citées.

A la méningite appartiennent d'une manière plus spéciale le délire, le coma, le convulsions, la céphalalgie, la voix rauque et plaintive. Il est indubitable que ces symptômes ne suffisent pas pour établir l'inflammation des méninges; il nous faut en même temps la contracture des membres, la raideur tétanique de la région cervicale, les mouvements automatiques de la main vers la tête, l'impossibilité de fléchir celle-ci sans provoquer une expression de souffrance sur la face, une sorte de réveil, quel que soit le degré du coma, le rire sardonique, les yeux fixes, convulsés en haut et en dehors, la pupille contractée, insensiblé à l'action de la lumière etc.

A la péritonite appartiennent la sécheresse de la peau, la langue âpre, séche et noire, la constipation, l'insomnie le délire. Nous terminons nous-même ce tableau incomplet en signalant les vomissements, les nausées, le hoquet, le ballonnement, la tympanisation du ventre, la douleur suraigue dont cette cavité est le siège. Enfin à la pneumonie, la toux la respiration précipitée, maladies rendues évidentes par la constatation des signes plessimétriques et sthétoscopiques qui les caractérisent.

Nous ne nous dissimulons pas que pour confirmer notre proposition, nous introduisons pour ainsi dire dans l'histoire du causus un certain nombre de symptômes plus ou moins palpables qui ne sont pas consignés dans l'ouvrage. Nous ferons remarquer pour notre justification que les phénomènes généraux, fièvre, chaleur, soif absorbent l'attention de l'école romaine, ils lui suffisent pour établir son diagnostic, les symptômes fonctionnels locaux sont des épiphénomènes bien moins essentiels; elle les regarde comme accidentels, inter-currents ou consécutifs et ils n'ont d'autre portée que celle d'indiquer un infarctus inflammatoire produit par la fiévre sur un organe quelconque. Dans l'histoire de toutes ses fiévres elle ne les cite jamais que comme signes pronostiques. Il serait donc possible dans l'espèce qu'elle n'ait tenu compte que de ceux que l'on observe dans tous les causus (pernicieux, légitime ou illégitime); les autres regardés comme exceptionnels ou fortuits n'auront par paru devoir entrer dans le tableau général de la maladie.

Du reste le diagnostie de la méningite n'est pas toujours facile; pour faire croire à la coexistence méconnue de la pleurésie et de la pneumonie, nous n'aurons qu'à rappeler que l'école romaine n'a pas recours à la percussion, à l'auscultation, elle semble ne pas faire cas des beanx travaux de Corvisart, Avvenbrugger, Laennec etc.

Nous aurions cependant hésité dans notre interprétation surtout en ce que regarde la péritonite dont les signes physiques sont faciles à saisir, si nous n'avions trouvé indiquée (page 295) l'existence de ces maladies comme terminaisons du causus: « Inter observanda phaenomena alvi tormina sunt. » Haec praecipue acerrima intestinorum et mesenterii in- » flammationem ostendunt, quae nullo negotio in gangrae- » nam abit. Quapropter Hypocrates in coac. praenot. arden- » tem febrem ex alvi dolore laborioso perniciosam dixit. » Quoniam igitur haec febris in inflammatorios morbos saepe » transit, nil mirum, si non raro in peripneumoniam et » phrenitidem convertatur ».

Cette possibilité de confondre des affections différentes sous un même titre, lorsqu'ou se fonde sur un guide aussi infidèle que le type fébrile, possibilité que nous avions entrevue à l'occasion du synochus, se trouve démontrée ici. Ce qui nous sépare de l'école romaine c'est que ces inflammations du mésentère, des viscères, cette péripneumonie, ce pbrénitis (méningite ou pleurésie diaphragmatique) nous les considérons comme la cause génératrice de la fiévre, elles n'en sont nullement la conséquence, les terminaisons diverses. Elles se développent toujours les premières, provoquent une réaction fébrile dont les caractères ne sont pas constants, deviennent peu à peu plus matériellement évidentes, et seront promptement reconnues, si l'on sait mettre en usage les procédés analytiques qui caractérisent l'école moderne. Ce diagnostic fournira à la thérapeutique des données plus larges, plus efficaces, plus sûres que l'étude attentive et minutieuses des moindres fluctuations du pouls et de la chaleur.

Qu'arriverait-il en effet si l'on reportait à la densité plus grande du sang la cause de la fiévre ardente et que l'on admît que celle-ci produit les infarctus inflammatoires que l'on a observés? Le praticien, dans la crainte de répercuter sur un autre organe ce sang épais, qui circule avec tant de difficulté, si apte à stagner, n'emploierait qu'avec timidité les médications énergiques qui sont la conquête de notre siècle. Il s'interdirait peut-être, pour combattre la péritonite, la méningite, la pleurésie, la pneumonie, faute de savoir où et quand il doit y avoir recours, le traitement hydrargirique, les vésicants, la médication stibiée etc., ou bien il ne les mettrait en usage que lorsque les maladies auraient acquis une grande évidence, trop tard par conséquent. Pour éviter de trop fréquents désastres, il devrait donc s'ingénier même

dans l'hypothèse actuelle, à découvrir par quelle inflammation doit se terminer le causus qu'il a sous les yeux et se
livrer par conséquent immédiatement aux recherches que
nous conseillons.

A propos du traitement de la fiévre ardente, nous n'avons
trouvé que l'indication de la saignée comme seule branche
de salut, une injonction formelle de ne pas employer les
purgatifs à moins qu'ils ne soient très légers et une discussion
assez vague sur la prééminence des boissons froides acidules
ou des tisanes émollientes et émulsives. Le professeur répète
ensuite avec Celse : « Melius anceps quam nullum reme-
diam, si nulla alia sanationis spes remaneat ». En définitive,
le causus comme le synochus est symptomatique, qu'il soit
faux ou vrai, peu importe ; nous devons essayer de découvrir la lésion qui lui donne naissance et instituer notre traitement d'après elle ; nous n'aurons plus la saignée générale
seulement qui viendra à notre aide, nous découvrirons l'indication des sangsues sur l'abdomen ou aux apophyses mas-
toïdes avec écoulement continu de sang ; nous saurons voir
quand la médication stibiée, le mercure, les vésicatoires etc.
devront produire de bons effets.

Si l'on n'est pas assez heureux pour trouver la cause
des troubles de l'organisme, il est convenable d'expérimenter le sulfate de quinine à haute dose (1 gr. 1, 5) ; d'autant
plus que la fiévre ardente s'observe aux époques caniculaires
à peu près en même temps que les maladies épidémiques. Il
ne nous a jamais réussi et l'autopsie nous a toujours fourni
l'explication que nous avions vainement cherchée ; nous ne
sommes donc pas surpris que l'école romaine ne parle pas
de ce médicament et nons croyons que l'on fera bien de ne
pas pousser trop loin ces tentatives.

Si l'observation ultérieure venait confirmer ce que nous venons de dire, il en résulterait cette double conséquence:

1.° Que le causus n'aurait rien de commun avec les fiévres limneïques.

2.° Qu'il dépendrait d'une inflammation locale intense dans l'une des trois grandes séreuses de l'économie, le tube digestif, le foie, le poumon, le coeur peut-être, qu'il pourrait n'être encore qu'une forme particulière de fiévre typhoïde.

FIÉVRE RÉMITTENTE

TANTÔT TIERCE, TANTÔT QUOTIDIENNE.

Cette fiévre dont le type est variable porte aussi le nom de *febris gastrica*.

Elle comprend deux espèces principales, la fiévre gastrique proprement dite et la fiévre puerpérale. Nous nous permettrons de dire quelques mots sur cette dernière avant de traiter de la fiévre gastrique qu'il est le plus important et le plus difficile de distinguer des fiévres palustres dont elle est la complication ordinaire.

La fiévre puerpérale n'est plus pour l'école française un sujet de discussion; si nous en parlons c'est que nous espérons jeter d'une manière indirecte un doute sur la théorie que l'école romaine a adoptée à l'égard de la fiévre gastrique et attirer l'attention des observateurs sur ces troubles que l'on a étudiés sous l'appellation vague de gastricité et liés pour ainsi dire aux fiévres intermittentes en les attribuant à l'intoxication marématique.

Le professeur de l'hôpital St. Esprit déclare que la fiévre puerpérale est une gastrica simplex, une gastrico-inflammatoria ou une gastrico-nervosa : il n'y cependant pas de parité entre ces maladies. S'il s'occupe de la première, c'est qu'elle survient chez les nouvelles accouchées et fournit à cause de cela des indications particulières. Notre auteur n'attribue pas cette fiévre à la rétropulsion du lait dans le sang, à la diminution ou à la suppression des lochies, à l'inflammation des intestins, aux saburres ou à l'abus des purgatifs et nous sommes de son avis; mais quand il consent tout au plus à considérer l'inflammation de la matrice et du péritoine comme causes prédisposantes de la fiévre, lorsqu'il prétend que celle-ci est observée avant l'accouchement, qu'elle précède la métrite et doit être considérée comme la produisant, nous sommes obligé de reconnaitre que l'école romaine se contente toujours un peu trop des apparences. Il y a peu de ressemblances entre les maladies de la grossesse et celles qui suivent la parturition. Depuis la découverte de l'auscultation on ne parle guère plus de la fiévre péripneumonique, de même que des travaux récents sont effacé du cadre nosologique la fiévre puerpérale. Un troisième argument est tiré des insuccès qui suivent fréquemment le traitement antiphlogistique; mais il n'y a pas de médication que réussisse toujours; le sulfate de quinine ne guérit pas toutes les fiévres limnéïques. N'oublions pas du reste que l'ouvrage de M. Valentini date de 1827; ce praticien est sans doute revenu de son erreur sur la fiévre puerpérale et il doit compter davantage sur les antiphlogistiques, les bains, les mercuriaux, etc. que sur le quinquina.

La fiévre gastrique joue un grand rôle pendant la saison estivale de Rome, on l'a désiguée sous le nom de gastricité, d'embarras gastrique, sans spécifier davantage sa nature, on l'a même considérée comme une dépendance des fiévres limnéïques en la classant parmi les maladies endémo-épidémiques et l'on a pensé qu'on pouvait la négliger pour ne s'occuper que de ces dernières. On a bien admis quelques cas isolés qui pouvaient guérir sans quinquina, tout en ayant soin de les éloigner des époques épidémiques, de ne les reeonnaitre qu'au printemps et de ne leur attribuer aucune gravité. Il est positif que cette *gastricité* complique souvent les fiévres intermittentes et les rend rémittentes; cette forme de l'empoisonnement marématique sera étudiée à l'occasion de la fiévre hémitritée; mais elle peut se présenter tout à fait isolément, acquérir même un certain degré d'acuité et de fréquence; nous avons, en 1852, observé des faits très-probants, assisté à des autopsies qui auraient dû dissiper touts les doutes.

A la saison printannière appartient d'une manière spéciale la fiévre catarrhale ou amphimérine; aux journées chaudes ou pluvieuses de juillet et août, la febris gastrica. Quelle proportion existe-t-il entre celle-ci et les fiévres palustres? un travail ultérieur pourra seul l'établir; encore cette proportion variera chaque année suivant les conditions athmosphériques; on peut néammoins être certain que l'on en observera toujours quelques cas et ceux-ci guériront plus facilement et plus vite si l'on s'abstient du sulfate de quinine.

La *febris gastrica* est sans contredit la fiévre que l'école romaine comprend le mieux, celle qu'elle définit avec le plus de précision et de clarté; nous ne lui reprocherons guère que d'en faire une entité d'où découlent les lésions que l'autopsie révéle. Si nous pouvions espérer que l'on adhérât sans réserve à l'opinion que nous nous avons émise sur le synochus, l'idée théorique que nous nous sommes faite de la fiévre gastri-

que serait démontrée. Nous raisonnerions du plus au moins;
personne ne pourrait contester que, l'inflammation gastro-entéro-hépatique se développant dans une localité à son sum-
mun d'intensité, les cas moyens et légers de cette affection
ne puissent être produits plus fréquemment et d'une manière
plus constante par les même causes agissant avec moins d'é-
nergie. Il suffirait d'une variation de température peu marquée, d'un excès alcoolique léger, de l'ingestion d'un liquide
froid lorsque le corps est en sueur, pour que le sang affluât
sur la muqueuse digestive et non sur les bronches et qu'en
vertu de cette idiosyncrasie dont nous avons parlé, il en ré-
sultât une irritation plus au moins vive, une fiévre plus ou
moins intense. Il n'y aura pas corrélation exacte entre ces
deux phénomènes; cependant dans la masse des faits on pourra apercevoir une liaison assez grande entr'eux; la rémittence quotidienne correspondra à une irritation moins vive que
la rémittence tierce, l'irrégularité des paroxismes et la continuité du mouvement fébrile indiqueront d'ordinaire une
inflammation plus intense.

Nous craindrions de compromettre notre cause en la pous-
sant à l'extrême dans cette question. La gastricité, nous le
répétons, complique très souvent les fiévres intermittentes légitimes; le diagnostic différentiel est très difficile, pour ne pas
dire impossible; touts les jours nous nous voyons forcé de
nous éclairer par l'administration du sulfate de quinine. Aussi
tout en faisant nos réserves sur la théorie romaine, nous allons emprunter l'histoire de la fiévre gastrique à l'ouvrage
d'un praticien qui exerce depuis longues années à Rome, qui,
inibu des principes de Torti, aura plus d'autorité que nous
sur un point de pathologie capital et qui mérite d'être revu
avec soin.

Nous nous permettrons cependant de retrancher de la *febris gastrica* toutes les fiévres de cette espèce qui se transforment en intermittentes et nécessitent le traitement antipériodique; nous regardons celles-ci comme produites par le miasme palustre, elles trouveront mieux leur place dans l'étude de la *semitertiana*.

La fiévre gastrique est celle qui est produite par la présence d'aliments altérés, de mauvaise qualité, par des excréments corrompus séjournant long-temps dans le tube digestif, en un mot, par des matières vicieuses quelconques accumulées dans les premières voies. Ordinairement elle présente le type rémittent quotidien ou tierce; souvent elle est d'abord intermittente, puis rémittente; d'autrefois rémittente au début, elle devient quotidienne vers son déclin; ou bien enfin on observe une grande irrégularité dans ses rémissions ou ses accès.

Nous approuvons complètement le professeur quand il admet même l'intermittence dans la fiévre gastrique; ce qui prouve d'une manière plus évidente que le type ne peut pas à lui seul démontrer la nature d'une maladie et fournir l'indication thérapeutique.

Les causes de la fiévre gastrique sont: un air chaud et humide ou simplement trop chaud, les vents austraux, les pluies continuelles, une alimentation trop abondante ou de mauvaise qualité, la tristesse, les veilles, les excès de coït, la présence des vers dans les intestins. Ces causes troublent la digestion, affaiblissent l'organisme, et produisent dans les premières voies des humeurs visqueuses lentes et tenaces, origine des perturbations qui éclatent dans l'économie.

Si nous ne nous étions pas interdit toute discussion, nous combattrions notre auteur sur le mode d'action de ces causes qu'il regarde comme débilitantes, et que nous croyons irritantes au contraire, eu égard surtout à la faiblesse des organes sur lesquels elles s'exercent, faiblesse due à l'action énervante du climat ; nous protesterions contre le rôle important imputé aux saburres, d'où résulte souvent l'abus des purgatifs plutôt que des vomitifs. Nous avons omis à dessein dans cette nomenclature l'air des marais ; il ne produit peut-être que des fiévres gastriques *illégitimes* pour nous servir du langage de l'école romaine, et qui ne sont que des fiévres limnéïques à masque trompeur ou mieux compliquées de gastricité.

On admet dans la fiévre gastrique les variétés suivantes : *Gastrica simplex, biliosa, pituitosa, verminosa, inflammatoria, nervosa.* Nous renvoyons la *gastrico-nervosa* dans la classe des fiévres continues nerveuses, à laquelle elle appartient réellement ; nous ne parlons pas de la verminosa ; la présence des parasites dans les intestins peut bien provoquer une irritation ; mais celle-ci est secondaire et disparait avec eux.

Voici le tableau de la *gastrica simplex :* Prodrômes, langueur, faiblesse, paresse, pandiculations, oscitations fréquentes, douleurs à la tête, aux lombes, aux genoux, aux tibias, amertume de la bouche, goût dépravé, défaut d'appétit, dégout des aliments, langue blanchâtre, soif, sommeil inquiet, non réparateur, troublé par de mauvais rêves, constipation ou diarrhée.

Quand cet état a duré pendant plusieurs jours, la maladie se dessine par une horripilation ou un sentiment de froid. Le pouls est petit, accéléré, inégal, suivi d'une chaleur sèche et brûlante, il devient fort et dur, lorsque la fiévre gastrique se complique avec l'inflammatoire. La céphalalgie, la soif, l'amertume de la bouche augmentent et sont accompagnées de nausées, de vomissements, d'envies de vomir, de sensation pénible à la région stomacale. Ces symptômes ont plus d'intensité pendant l'exacerbation et diminuent sans disparaitre pendant la rémission. Nous avons dejà signalé la marche de la fiévre.

Lorsque la langue est humide, elle est blanchâtre ; sèche, elle est noirâtre ; elle peut encore être jaune à son centre, blanche sur les bords ; les dents se couvrent d'un enduit jaunâtre, visqueux et tenace, l'esprit devient inquiet, les déjections exhalent une odeur infecte. La peau sèche et aride, peut être moite, se couvrir de sucurs partielles, qui ne produisent pas de soulagement, tant qu'elles sont symptomatiques. L'urine d'abord peu abondante, aqueuse, ténue, devient ensuite colorée, trouble, sédimenteuse. Les hypochondres, l'épigastre sont plus ou moins tendus, douloureux.

Si la maladie vient à augmenter, ce qui est dû à l'action plus énergique des causes dans les constitutions épidémiques, elle s'associe à des symptômes plus graves. Les forces disparaissent, les médicaments sont sans puissance, il y a anxiété précordiale, douleur très-aigue aux flancs, distension tympanitique de l'abdomen, lipothymies fréquentes, délire, taches sur la superficie du corps rouges, livides ou fauves, mouvements spasmodiques, sonbressauts des tendons, tremblements des mains, selles involontaires très fétides, décubitus dorsal, pouls accéléré, petit, inégal, intermittent, froid des extrémités, sueurs glaciales copieuses, stertor et enfin la mort.

Nous avons traduit littéralement autant que possible pour bien mettre en évidence que pas plus que dans le synochus et le causus l'école romaine ne confond la fiévre gastrique pure avec les fiévres à quinquina ; nous en trouverons d'autres preuves dans l'exposé des variétés et du traitement. Il serait possible, au contraire, que la dernière partie de la description concernât la fiévre typhoïde plutôt que la fiévre gastrique ; nous avons constaté plusieurs fois déjà le même genre d'erreur; nous voulons écarter ce sujet épineux et admettre que tels sont les symptômes de la *gastrica simplex*; nous les avons en effet observés dans notre pratique.

La *gastrica biliosa* s'observe pendant les chaleurs de l'été sur les sujets bilieux. Amertume de la bouche, langue jaunâtre, ictère, coloration safranée des sclérotiques, nausées, vomissements, déjections bilieuses, borborygmes, ballonnement du ventre, voilà ses signes.

La *gastrica pituitosa* se développe dans les temps humides, chez les gens faibles, cacochymes, à la suite d'une alimentation féculente; dans celle-ci les vomissements sont visqueux, insipides, etc.

Nous savons qu'à part les cas graves et suivis de mort dont nous avons parlé et qui peuvent avec raison être rapportés à la fiévre typhoïde, nous n'avons établi que la réalité de l'embarras gastrique, changeant de forme suivant que le tempérament est bilieux, sanguin ou lymphatique, suivant que l'air est chaud et sec ou froid et humide. Telle est, en effet, la source des diverses variétés de fiévre gastrique.

Il reste à prouver le point le plus important, la nature de l'affection, à montrer que ces saburres que l'on voit sont comme la fiévre symptomatiques d'une congestion irritative de la muqueuse du tube digestif et que le médecin ne doit jamais perdre celle-ci de vue. Cette preuve nous la trouvons dans l'histoire de la gastrico-inflammatoria; « Interdùm verò ga-
» strica febris cum inflammatoria diathesi aut aliqua inflam-
» matione viscerum complicatur, ac nomine gastrico-inflam-
» matoriae distinguitur. Haec complicatio à temperamentis,
» caussis et symptomatibus cognoscitur. Si enim praeter sym-
» ptomata gastrica sunt faciei rubor, calor ingens, sitis, dolor
» capitis intensissimus, delirium, pulsus durus, plenus, vehe-

« mens, respiratio concitata et calida, urinae flammeae, san-
« guis eductus pelliculâ inflammatoria obtectus et febris con-
« tinuarum continentium more incedat , de complicatione
« phlogistica dubitandum non est. »

Selon nous il n'y a pas adjonction d'une diathèse inflammatoire, idée sœur de la théorie des transformations; il y a
intensité plus grande de la maladie, dans laquelle l'inflammation est plus patente, plus facile à saisir. Si nous rapprochons
de ce passage les symptômes les plus caractéristiques de la febris gastrica, tension douloureuse de l'abdomen, vomissements,
constipation ou diarrhée, pourra-t-on douter de la nature de
cette variété qui démontre celle des autres et est du reste
confirmée par les autopsies. « Nàm crebro viscerum inflam-
mationes in gangraenam abeunt ». Ne trouvera-t-on pas dans
la tendance à la continuité de la fiévre une acheminement
vers le faux-causus, le synochus.

Ainsi entre l'école romaine et nous il y a toujours le
même motif de divergence; pour elle la fiévre est primitive,
les lésions des organes consécutives, accidentelles, variables
même; nous regardons au contraire la première comme dé-
pendant des secondes; celles-ci établissent les genres divers
des maladies, dans lesquels le mouvement fébrile est sujet à
une variabilité plus ou moins grande; ces lésions sont difficiles à reconnaitre, surtout quand elles siègent dans le tube
digestif, comme cela a lieu pour la febris gastrica ; une
fois appréciées, elles dirigent la thérapeutique avec plus
de certitude.

Pour notre compte, la théorie mise à part, nous n'aurions
pas décrit différemment un nombre assez considérable de fiévres que nous avons suivies très-attentivement en 1852, que
nous avons traitées sans quinquina même dans le cœur de

l'épidémie, en août et septembre, sans jamais avoir eu à regretter d'avoir agi ainsi. Dans quelques cas rares, nous avons observé à la convalescence des accès intermittents simples; les uns, nous les avons respectés, comme on respecte en France ceux que l'on observe à la suite des fiévres typhoïdes; les autres nous avons dû les couper par le sulfate de quinine; les premiers étaient comme la rémittence symptomatiques de la *gastricité* qui diminuait; les seconds nous paraissaient le résultat de l'intoxication miasmatique. Il est naturel de penser que la fiévre gastrique en affaiblissant le malade le rende moins capable de résister à l'action permanente de la cause des fiévres périodiques. C'est ainsi que pourraient encore s'expliquer quelques'unes des transformations de la *febris gastrica* en *intermittens*. Du reste cette fiévre ne produit pas souvent cette détérioration de l'économie dont nous avons essayé de donner une idée dans l'histoire du synochus, qui n'est qu'une fiévre gastrique à son summum d'intensité.

Le traitement institué pour la curation de cette maladie nous l'approuvons à peu près complètement; nous ne nous occuperons que des points principaux.

Saignée = La saignée ne doit être employée que dans la *gastrico-inflammatoria* et encore, comme elle est généralement mal supportée, que la couenne inflammatoire, lorsqu'elle existe, est très-mince et d'une apparence gélatineuse, nous lui préférons une application de sangsues on de ventouses scarrifiées, le ventre est ensuite recouvert de cataplasmes ou de flanelle imbibée d'un liquide émollient ou sédatif; la constipation est combattue par des injections huileuses ou laxatives.

Vomitifs = L'ipécacuanha, l'émétique procurent souvent des cures rapides dans la gastrica simplex, biliosa, pituitosa, soit qu'ils débarrassent l'estomac des saburres qui y entretiennent une irritation, passagère sans eux, soit qu'ils agissent comme agents substituteurs ou antiphlogistiques indirects. Ils peuvent être quelquefois nuisibles et nous sommes loin de croire que les vomissements indiquent nécessairement leur emploi ; on s'expose beaucoup à aggraver les douleurs abdominales et la fiévre. Il faut être très-prudent dans cette médication, lorsque les symptômes annoncent une certaine acuïté de la maladie ; mieux vaut alors avoir recours aux antiphlogistiques, aux boissons acidules, à la glace, aux narcotiques à l'extérieur.

Purgatifs = Les purgatifs ont aussi leurs indications et leurs contr-indications ; nous employons volontiers le sulfate de magnésie, l'huile de ricin, quand l'affection parait établie dans l'intestin grêle, qu'elle est accompagnée de constipation, d'ictère ; la diarrhée ne nous arrête pas toujours ; mais nous redoublons de surveillance, *quoniam magna extat ad colliquativos fluxus et summa virium infirmitas.* Nous croyons que le rôle que l'école romaine fait jouer aux saburres, l'action antiphlogistique attribuée aux pulpes de casse, de tamarin etc. produit l'abus de cette médication et empêche d'avoir recours aussi souvent qu'il le faudrait aux pilules de Segond, à l'opium, aux astringents.

Révulsifs = Dans les cas qui ont beaucoup d'intensité, quand il survient du subdélirium, nous appliquons des vésicatoires aux cuisses, nous pratiquons des frictions stibiées sur l'abdomen ; nous arrivons en un mot au traitement du synochus. Dans une observation que l'on pourrait intituler causus vrai, puisqu'il n'y avait pas de déjections alvines, trompé par une rémittence tierce très franche, dont le paroxisme se terminait à 8 heures du matin par des sueurs abondantes, nous avions aggravé l'état du malade par l'administration intempestive du sulfate de quinine et d'un purgatif (sulfate de magnésie 30 gr.); les frictions stibiées furent pratiquées sans aucun soin et l'éruption pustuleuse envahit tout l'abdomen le scrotum et la verge; l'état du malade qui jusqu'alors avait été fort grave, s'améliora en peu de jours et la convalescence ne fut entravée par aucune rechute. Nous serions très disposé à donner à cette médication une extension assez grande, d'autant que le tartre stibié à été considéré comme contro-stimulant, même lorsqu'on l'applique par la méthode endermique.

Quinquina = Avons-nous besoin de dire que ce médicament est inutile, sinon nuisible; c'est peut-être dans ces fiévres spécialement que Sydenham et Torti avaient observé une tendance vers la continuité, lorsqu'on le prescrivait au début des pyrexies; ce qui leur avait inspiré le précepte d'attendre, avant de l'ingérer, que la maladie se fût un peu dessinée, (aliquantisper suo se marte protriverit). M. Valentini qui trouve son indication dans les cas où il faut ranimer les forces nerveuses, c'est à dire en qualité de tonique pour combattre l'adynamie, recommande cependant d'en surveiller l'emploi, *ne damnosus evadat*.

Grâce au produit que nous a fourni la chimie, nous pouvons enfreindre assez aisément le sage précepte que nous avons rappelé, prescrire une dose de sulfate de quinine sans craindre d'aggraver beaucoup la maladie, lors même que l'intestin serait chargé de l'absorption du remède; il est souvent urgent de s'éclairer par ce procédé pour éviter un désastre; le diagnostic acquiert en quelques heures une précision nécessaire. S'il ne survient pas après cette médication une amélioration manifeste, si la maladie ne se décompose pas pour ansi dire, si elle ne se trouve pas réduite à la gastricité simple, si, au contraire, le patient est prostré, agité, le pouls, petit, serré, inégal, si les douleurs abdominales elles-mêmes n'ont pas diminué d'une manière notable, la fièvre n'a rien de commun avec les affections limnéïques et il convient de s'abstenir de l'antipériodique jusqu'à ce que survienne une indication positive, des accès intermittents réguliers et complets, comme nous l'exposerons plus loin.

Nous ne suivrons pas notre auteur dans ses conseils sur l'hygiène, le régime qui doit être surveillé avec beaucoup d'attention, si l'on ne veut pas voir survenir ces diarrhées interminables que les malades cachent avec tant de soin et qu'ils n'avouent que lorsque le mal est au dessus des ressources de l'art.

FIÈVRE NERVEUSE.

L'école romaine désigne sous le nom de fièvre continue nerveuse toute fièvre qui attaque principalement (potissimum) le cerveau et le système nerveux, qui, le plus souvent continente, peut cependant présenter la forme rémittente, tout en étant caractérisée par les mêmes signes et nécessitant le même traitement. Il n'y a pas de symptôme qui ne l'accompagne quelquefois ; voici cependant les plus ordinaires, ceux qui avec le type fébrile servent au diagnostic : Déjection subite et profonde des forces, faiblesse et inégalité du pouls, urines le plus souvent naturelles, assoupissement, insomnie, délire ou perturbations variables du système nerveux. Il n'est pas de pyrexie, de maladie inflammatoire locale qui ne puissent provoquer ces phénomènes, et l'on pourrait croire que la fièvre nerveuse comprend les pneumonies, les pleurésies, les maladies

du cerveau, les fiévres limnéïques tout aussi bien que la fiévre typhoïde, les typhus et la peste.

Si nous jetons un coup d'œil sur les variétés de la fiévre
nerveuse, nous verrons, au contraire, que celle-ci correspond
à un très petit nombre de maladies qui ont entr'elles de
grandes et nombreuses analogies. Ces variétés sont :

1.º L'éphémère maligne sporadique ou gangreneuse d'Hypocrate, que nous croyons être l'ergotisme, malgré le caractère de sporadicité qui lui est attribué. Elle est caractérisée
par le délire et la gangrène d'une partie extérieure du corps,
gangrène qui commence par le gros orteil et le pied et qui
est produite par les céréales corrompues (cerealia corrupta).

2.º L'éphémère maligne épidémique ou suette miliaire
observée en Angleterre en 1483.

3.º L'éphémère maligne contagieuse semblable d'après
l'auteur à la peste qui a ravagé Marseille en 1720.

4.º Les fiévres pestilentielles.

5.º La fiévre jaune.

6.º La Synocha maligna, les typhus mitis et gravior et nous
ajoutons, selon le désir du professeur, la catarrhalis maligna
et la gastrico-nervosa. Ces dernières correspondent à la fiévre typhoïde ou au typhus des camps, des prisons.

Nous ne trouvons nulle part aucun indice de fiévres intermittentes; il n'est pas même parlé de la possibilité d'une
transformation ; le quinquina n'est jamais recommandé qu'à
titre de tonique. Il importe peu que dans l'étiologie on signale
l'aer palustris; l'argument que l'on pourrait tirer de cette assertion non prouvée ne saurait avoir de portée.

Nous n'avons pas été plus heureux quand nous avons
voulu découvrir la méningite ou tout autre affection cérébrale
mêlées parmi les variétés de la fiévre nerveuse. On en jugera

par ce passage d'anatomie pathologique le plus étendu que nous ayons trouvé : « Cum aliqua affectio capitis præcipuum » esset symptoma, inflammata tegumenta, vasa duræ et piæ » meningis sanguine turgentia, cerebrum quoad volumen su- » binde auctum, subinde ejus substantia naturali statu tena- » cior, apparuerunt. » Il est évident qu'il ne s'agit ici que d'une congestion sanguine concomitante de lésions signalées plus loin « Saepe verò inflammationis signa in intestinis, » ventriculo, hepate reperta fuerunt. »

Il reste en réalité comme constituant la fiévre nerveuse, toutes les maladies *malæ moris*, l'ergotisme, la peste, la fiévre jaune, la fiévre typhoïde, les typhus, que des auteurs très recommandables ont rapprochées les unes des autres à cause de leurs analogies.

Le reproche que mérite véritablement l'école romaine c'est de croire que dans ces fiévres la cause morbifique porte surtout son action sur le cerveau et le système nerveux, tandis que les troubles fonctionnels qui en émanent sont secondaires et sympathiques. Nous nous sommes proposé de n'étudier que les fiévres que nous avons pu observer nous-même et toutes celles de cette classe que nous avons pu voir se rattachent à la fiévre typhoïde; nous analyserons succinctement toutes les variétés de la fiévre nerveuse qui lui correspondent.

Si nous eussions écrit ces lignes il y a deux ans à peine, nous aurions emprunté bien des passages à l'histoire du typhus, de la gastrico-nervosa pour établir la réalité de la dothinenterie que quelques praticiens ont méconnue, dominés qu'ils étaient par la pathologie africaine et par cette loi d'antagonisme qui exclut d'un pays marécageux la fiévre typhoïde et la phthisie. Malheureusement une loi ne peut pas toujours commander aux faits et l'expérience est venue nous montrer que la tuberculisation et la dothinenterie pouvaient être très communes dans des localités où les fiévres miasmatiques sont en permanence.

Nous réduirons notre tache à l'exposition des idées inexactes et incomplètes de l'école romaine sur une maladie si bien connue en France depuis les beaux travaux de MM. Louis, Chomel, Forget etc. Nous verrons que l'erreur principale qui place dans le cerveau et non dans l'abdomen les lésions produites par la fiévre nerveuse fait négliger les symptômes que peut présenter cette dernière cavité, entraine comme conséquence des erreurs de diagnostic. Généralement la fiévre typhoïde dans sa première période ne sera pas reconnue désignée comme fiévre nerveuse ; elle portera le nom de synocha, de synochus, de causus, de fiévre gastrique suivant les caractères du mouvement fébrile et la forme qu'elle aura prise (inflammatoire, bilieuse ou gastrique). Elle restera ainsi faussement appréciée, si les symptômes nerveux n'éclatent pas ; si, au contraire, la période ataxique survient, il y aura transformation ou adjonction d'un élément nouveau. Le synochus deviendra fiévre nerveuse ; la *gastrica*, gastrico-nervosa. L'analyse des variétés mettra notre proposition hors de doute.

1.º Gastrico-nervosa. Cette fiévre qui s'observe dans les prisons, les hôpitaux a une marche rémittente à type variable, est accompagnée des symptômes de la febris gastrica auxquels s'adjoignent peu à peu ceux de la fiévre nerveuse, stupeur, délire, coma, pétéchies, sudamina, soubressauts des tendons, sécheresse de la langue, et nous ajoutons le ballonnement du ventre, le gargouillement iléo-cæcal, assez souvent une douleur obscure dans le flanc droit, les borborygmes, la diarrhée, la bronchite ou la pneumonie hypostatique.

Cette maladie n'est pas un être complexe comme le croit l'école romaine, c'est la fiévre muqueuse de Redderer et Wagler, la fiévre méningo-gastrique de Pinel, la fiévre typhoïde à forme gastrique des auteurs modernes, dans laquelle les symptômes abdominaux tels que nous les avons signalés, existent dès le début ; les symptômes cérébraux au contraire se développent plus tard. Elle est anatomiquement caractérisée par l'altération des plaques de Peyer, des follicules de Brunner, la tuméfaction des ganglions mésentériques, lésions trop bien décrites par les nosologistes français pour que nous ne nous dispensions pas d'entrer dans des détails inutiles. Celles-ci sont si constantes dans la vraie fiévre typhoïde que des auteurs ont voulu la désigner sous le nom de dothinenterie, entérite folliculeuse, fiévre entéro-mésentérique, entérite septico-hémique. Nous ne nous permettrons pas de réflexions sur les différentes manières d'envisager cette maladie ; nous admettons, bien que nous ne l'ayons pas constaté, que les lésions que nous avons rappelées ne se rencontrent pas dans toutes les fiévres typhoïdes et qu'on les observe dans d'autres pyrexies. Ce qu'il y a de certain, c'est que les symptômes nerveux sont sympathiques ; ils annoncent tout au plus un raptus sanguin vers la tête ; l'école romaine est donc dans l'erreur lorsqu'elle pense que la febris gastrica ne devient gastrico-nervosa que parce que les matières impures accumulées dans l'intestin sont absorbées, entrainées par le torrent circulatoire et vont léser le cerveau et le système nerveux.

Nous l'avons déjà dit ; cette idée théorique inexacte jointe à l'importance attribuée au mouvement fébrile et aux phénomènes généraux fait que la fiévre typhoïde change de nom toutes les fois qu'elle change d'aspect ; il y a adjonction d'un nouvel élément morbide, si elle a été prise pour une gastrica simplex; transformation totale, complète, si elle a présenté les caractères de la synocha, du synochus, du causus. Nous n'avons pas besoin de rappeler la marche de la maladie, la variabilité des phénomènes qui l'accompagnent pour faire sentir que ces transmutations seront forcément invoquées presque toujours. Souvent même avec les élémens qui servent au diagnostic la fiévre typhoïde sera complètement méconnue. L'école Romaine ne peut pas se douter qu'il existe des *febres nervosæ sine nervosis symptomatibus* et quelquefois *sine febre*. La maladie est pour ainsi dire réduite alors à son expression anatomique les lésions abdominales et leurs conséquences directes et immédiates; elle dure cependant autant de septenaires que la gastrico-nervosa la mieux caractérisée, présente la convalescence vacillante, incertaine du typhus; elle est même d'autant plus dangereuse que l'on s'én méfie moins. Le médecin ne prêtera pas d'ordinaire à l'affection toute l'attention qu'elle mérite, le malade commettra des imprudences et une perforation intestinale en sera le résultat imprévu. Nous voulons parler de la fiévre typhoïde larvée si savamment décrite par M. Louis et que nous avons observée plusieurs fois.

Tel est le fait d'un homme mort en 1849 à l'hôpital St. Esprit 36 heures après son entrée, sur l'intestin duquel nous trouvâmes une trentaines de plaques dures, ulcérées au point de mettre à nu le péritoine et qui ne s'était plaint à nous que d'une diarrhée assez intense, datant depuis trois semaines sans que l'on eût observé ni fiévre, ni délire, ni céphalalgie, ni faiblesse. En 1852 nous avons vu survenir chez un nommé Christ une péritonite par perforation avant que le plus léger symptôme typhique nous permit de reconnaitre la maladie; jusque-là nous n'avions observé que les phénomènes qui accompagnent la fiévre rémittente gastrique.

Il est rare du reste que dans ces circonstances le diagnostic ne soit pas erroné. Nous ne sommes pas de ceux qui admettent la dothinenterie partout. Nous avons vu très-souvent l'hébétude, l'insomnie, les rêvasseries, le subdélirium, les hémorrhagies nasales, la sécheresse de la langue, l'enduit nacré des gencives, le nœud fibrillaire, les pétéchies, les sudamina, le gargouillement iléo-cœcal, la diarrhée et la prostration disparaitre en quelques jours, la convalescence être prompte et franche. Nous avons long-temps pensé que ces cas constituaient des fiévres limnéïques compliquées et nous administrions le sulfate de quinine ; ce n'est que tout-à-fait exceptionnellement qu'ils reconnaissent pour cause l'empoisonnement miasmatique et qu'on peut les désigner sous le nom de fiévres rémittentes gastriques, en donnant à ce mot la signification que lui assigne la nosographie française. Nous avons, en effet, vu ces maladies guérir très-vite sous l'influence de la diète, des émollients, d'une application de sangsues, des purgatifs salins ; il n'est pas probable qu'elles soient des fiévres typhoïdes légères, ce qui serait possible à la rigueur : nous sommes portés à les considérer comme fiévres gastriques, malgré les symptômes que nous avons cités ; pour nous l'ensemble et la marche de la phénoménalité morbide caractérise surtout la dothinenterie. Quoiqu'il en soit, le même traitement est applicable dans les deux suppositions ; voici celui que conseille M. Valentini pour la *gastrico-nervosa*. — Les vomitifs sont utiles quand il y a contagion ou saburres dans l'estomac. — Nous avons peu de penchant pour cette médication, bien qu'à sa suite nous ayons vu survenir des guérisons. — Il ne faut prescrire les purgatifs que lorsqu'il y a des matières impures dans les intestins, et avant de les renouveler, il faut consulter les forces du malade. — Pour nous il y a toujours ces matières impures dans les intestins et nous sommes très-partisan de la méthode purgative telle qu'elle est conseillée par M. de la Roque. Nous ne savons pas au juste comment elle agit; mais nous avons obtenu d'assez nombreuses guérisons dans des cas qui ne manquaient pas de gravité. Nous ferons observer à ce propos que la forme gastrique de la fiévre typhoïde est celle que l'on observe le plus fréquemment à Rome et il ne faut pas être arrêté dans cette médication par la diarrhée; néammoins il faut redouter l'irritabilité, la sensibilité du malade et préférer quelquefois le traitement expectant. Enfin avec notre auteur nous combattons les symptômes cérébraux par les vésicatoires aux jambes et aux cuisses, le camphre, l'éther et, quant au quinquina et même au sulfate de quinine à haute dose continué pendant plusieurs jours, nous répéterons après lui: « Sub ejus » enim intempestivo usu ingravescere morbum et insolescere » symptomata plus semel vidimus ».

2.° Synocha maligna. Les symptômes suivants: débilité, soubressauts des tendons, convulsions, pouls petit, inégal, respiration difficile, anxiété précordiale, facies immobile, yeux troubles, pétéchies, etc. qui servent à diagnostiquer la synocha maligna, nous font présumer qu'elle est encore la fiévre typhoïde plus caractérisée, plus grave que dans le cas précédent.

3.° La catarrhalis maligna n'est pas décrite, c'est à cause de ses symptômes nerveux et de l'existence constante d'une bronchite dans la dothinenterie que nous avons supposé qu'il était encore question de celle-ci; ce pourrait être cependant la rougeole maligne ou la suette miliaire; elle est, dit-on, accompagnée d'un exanthème (exanthemate aliquo præsertim miliari). Il est certain que ce n'est pas une fiévre à quinquina.

4.° **Typhus mitis.** Si nous avions à prouver que la loi d'antagonisme vraie peut-être en Algérie n'est pas applicable à Rome, nous traduirions l'histoire du typhus mitis; il correspond à la fiévre lente nerveuse d'Huxham, dure de trois à quatre septenaires et est l'expression assez exacte de la fiévre typhoïde que l'on peut appeler classique.

Si l'école romaine ne voit pas la fiévre typhoïde partout où elle est, son typhus mitis ne contient que son histoire et quoiqu'elle place la lésion dans le cerveau plutôt que dans les *maculæ gangrænosæ* de la fin de l'intestin grèle, l'expérience lui fait prévoir et diagnostiquer cette maladie avant que les symptômes cérébraux se soient montrés. Elle signale comme prodrômes la lassitude, la tristesse, la torpeur, le dégout de la vie, des sensations irrégulières de froid et de chaud, la céphalalgie occipitale ou sincipitale, la lourdeur de tête, les vertiges, l'inappétence, les nausées, les vomissements ou les envies de vomir, une sensation douloureuse à l'épigastre, l'anxiété précordiale, la crainte, l'inquiétude, la face pâle, triste ou hébétée, l'insomnie ou un sommeil court et interrompu pas des révasseries. Quelques jours après surviennent l'indifférence, la stupeur, le subdélirium, les tremblements partiels, les soubressauts de tendons, la soif, la sécheresse de la langue; la prostration fait de rapides progrès et l'on observe le décubitus dorsal, le masque stupide, la lenteur des réponses, cette ignorance du malade sur son état toute particulière à la fiévre typhoïde, les sueurs profuses, froides, glutineuses, les exanthèmes, les parotides, la petitesse du pouls, les selles involontaires, etc.

Il ne manque à ce tableau que la description des phénomènes qui émanent de l'abdomen et de la poitrine, le gargouillement iléo-cæcal, la tympanisation, les ronchus sibilants etc. et des détails précis et circonstanciés sur l'anatomie pathologique. Il deviendrait plus difficile de laisser passer inaperçus certains typhus dans lesquels les symptômes
nerveux n'apparaissent pas ou sont très légers et de courte
durée; la fièvre typhoïde ne se retrouverait pas dans presque
toutes les fièvres continues que nous avons analysées.

Nous avons encore à reprocher à l'école romaine les
théories par lesquelles elle explique les symptômes ou acci-
dents qui surviennent dans le cours du *typhus mitis*; nous
voulons parler des crises et des phénomènes critiques, que
nous avons laissés dans l'oubli jusqu'à présent parce qu'ils
étaient sans importance au point de vue pratique; dans leur
conséquence rigoureuse, ils dicteraient ici au médecin une
conduite pleine de dangers. Nous regardons comme un devoir de prévenir autant que possible les escarres au sacrum
aux grands trochanters; nous nous ingénions à soustraire,
pendant la période adynamique, les parties saillantes à une
pression continue, cause évidente de ces mortifications partielles qui vont jusqu'à dénuder les os; nous les combattons
promptement lorsque nous n'avons pu les conjurer; pour
l'école romaine elles sont un nisus de la nature médicatrice
et nous ne devrions pas conséquemment leur faire obstacle.
« Aliquando natura ipsa morbi materiem abigere tentat, ut
» a quibusdam signis deducitur. Si dum gangrænæ exter-
» nas partes invadunt, præsertim circa coccygem, os sa-
» crum, nates, morbus minuatur, dubitari non potest quin
» natura morbi principium extrudat et ad externas partes
» cum levamine deponat ». Elle ne s'est pas encore aperçue

qu'entre la diminution de la maladie et la formation des escarres il y a un simple rapport de coïncidence, que ces lésions augmentent l'adynamie, rendent la convalescence plus longue, plus pénible, plus périlleuse, qu'en les provoquant ou les entretenant on augmenterait les chances de mort.

Le pronostic tiré des hémorrhagies nasales mérite aussi d'être cité ; si elles surviennent abondantes et dans les jours critiques, il faut les respecter ; elles jugent d'une manière favorable la maladie ; dans le cas contraire, elles annoncent la mort ; lorsqu'elles se font goutte à goutte, on peut être certain que la nature est incapable de tenter un nouvel effort salutaire. Ainsi des sueurs, des sécrétions salivaires, des urines. « Post hoc, ergo propter hoc ». Nos confrères ont dû cependant être obligés quelquefois de faire le tamponnement des fosses nasales pour arrêter ces hémorrhagies, qui peuvent devenir fort inquiétantes même dans les jours hypocratiques.

Il serait encore fort à désirer que l'école romaine voulût explorer l'abdomen et même la poitrine par la méthode de Laennec ; elle découvrirait facilement les pneumonies intercurrentes ; la fréquence des ronchus sibilants, ronflants et sous-crépitants lui annoncerait que les phénomènes de la respiration dépendent réellement d'une inflammation concomitante et non pas d'un spasme nerveux.

Nous ne reviendrons pas sur le traitement. Comme pour la gastrico-nervosa, les vomitifs sont préférés aux purgatifs, parce qu'ils peuvent expulser par les vomissements ou la transpiration insensible le contagium, qui le plus souvent est la cause de la maladie. Nous ne tenons aucun compte de ce contagium hypothétique ; la médication expectante produit peut-être même de meilleurs résultats que les purgatifs salins dans cette forme de la maladie.

Nous n'avons rien à dire sur l'indication des antiseptiques, des analeptiques, des vésicatoires; nous n'accordons évidemment à ces derniers qu'une action révulsive puissante et nous ne comprenons pas qu'ils soient destinés à faire écouler cette matière purulente contre laquelle la nature médicatrice s'exerce et qui va léser le cerveau ou les autres viscères losqu'on ne lui ouvre pas une issue. Enfin nous étions loin de nous attendre à trouver signalées les affusions d'eau froide et les bains que l'hydrothérapie a beaucoup prônés dans ces derniers temps « Aliquot ab hinc annis summopere » affusiones et immersiones aquæ frigidæ a quibusdam do- » ctissimis in arte viris laudantur, si fiant in vigore morbi, » dum febris exacerbatur et calor sitisque augetur ».

5.º Le typhus gravior rappelle à l'esprit ces maladies contagieuses ou épidémiques que l'on observe généralement dans les camps, les vaisseaux, les prisons, les hôpitaux et que l'on a toujours désignées sous le nom de typhus; il a sévi sur l'armée française en 1849 et les études que nous avons faites à cette époque nous rendent plausible l'opinion des auteurs qui admettent que cette pyrexie est une fiévre typhoïde très-grave et à marche rapide. Voici en abrégé la description du professeur de l'hôpital St. Esprit. Au début, pulsations rapides, vibrantes, dures, facies turgescent, yeux rouges, injectés, chaleur brûlante générale, battements énergiques des carotides, soif vive, sécheresse des lévres et de la langue. Au bout de peu temps, de vingt-quatre heures quelquefois, cet aspect inflammatoire disparait. Pouls faible, petit, fréquent, désordonné, frissonnements, prostration, soubressauts de tendons, langue aride, âpre, lèvres et dents recouvertes d'un enduit tenace, vomissements de matières bilieuses et noirâtres, évacuations alvines de même nature, délire violent, difficulté de la respiration, urines noirâtres, selles involontaires, hémorrhagies par les narines, les gencives, la bouche, les intestins, coma, pétéchies, carpologie, mussitation, gangrènes particlles, respiration anxieuse, refroidissement des extrémités, facies hypocratique : tel est l'appareil symptomatique qui précède une mort toujours prompte.

Nous rapprocherons de cette description les détails que nous avons consignés dans un mémoire adressé au conseil de santé des armées en 1850. « Les malades entraient en » proie à un délire intense, à une agitation extrême ; la peau » était séche et brûlante, profondément ictérique ; le pouls » plein, dur et vibrant battait de 120 à 150 fois par minute ; » il y avait des vomissements fréquents et opiniâtres ; l'in- » gestion des liquides les renouvelait avec une grande fa- » cilité ; la constipation ne tardait pas être remplacée par » la diarrhée ; les évacuations alvines étaient verdâtres. Ces » symptômes laissaient le praticien dans le doute, il pouvait » avoir affaire à un accès pernicieux, à une inflammation du » foie ; mais l'aspect le plus franchement typhoïde se dessi- » nait très-rapidement. La stupeur, le coma survenaient ; » la langue recouverte d'abord d'un enduit jaunâtre, était » envahie par les fuliginosités ainsi que les lèvres, les gen- » cives, les dents ; nous observions les pétéchies, le ballon- » nement du ventre, le gargouillement iléo-cœcal, les ron- » chus bronchiques, le stertor et la mort du 6e au 8e jour ».

Ces affections ont été appelées *fiévres pernicieuses* par les uns, *fiévres bilieuses, ictères graves* par les autres ; on les a même comparées à la fiévre jaune. Il suffisait d'observer pendant un jour l'effet du sulfate de quinine pour rejeter la première opinion ; la seconde était assez rationnelle ; la symptomatologie, la marche rapide et funeste de la maladie,

les circonstances au milieu desquelles elle se développait devaient rappeler le typhus des camps, qui offre tant d'analogie
avec la fiévre jaune.

Les autopsies que nous avons faites nous portent à ranger
ces cas parmi les fiévres typhoïdes; les lésions des plaques
étaient constantes; elles présentaient les caractères de la pla-
que réticulée que MM. Chomel et Genest ont décrite comme
étant le premier degré de la dothinenterie. Les graves désor-
dres fonctionnels, les résultats funestes, nous les attribuons en
grande partie à cette complication bilieuse qui trouvait son
explication anatomique dans l'état du foie. Cet organe était
dur, friable, congestionné, d'une couleur bistre ou gris ardoisée; les tissus eux-mêmes étaient imprégnés de bile. La
mort étant rapide, les altérations observées sur la surface in-
testinales devaient naturellement être peu avancées. Nous
n'avons pas cru cependant devoir séparer ces cas des do-
thinenteries évidentes qui se montraient nombreuses à cette
époque; elles ont constitué une épidémie, résultat des priva-
tions du camp, des fatigues du siège et de toutes les conditions anti-hygiéniques qui entouraient les soldats.

Quoiqu'il en soit de cette question, qui exige pour être
jugée des travaux plus complets que ceux que nous avons pu
faire, nous maintenons nos observations sur la fiévre typhoïde
en ce qui regarde l'école romaine; ses idées restent les mêmes que celles qui sont consignées dans l'ouvrage du professeur et elles ne pourront se modifier qu'avec le reste de
la pyrétologie, avec les principes fondamentaux sur lesquels
elle est basée.

SÉMITERTIANA

OU FIÉVRE CONTINUE RÉMITTENTE
JOINTE A UNE INTERMITTENTE.

L'école romaine éprouve une grande difficulté à définir cette fiévre, qu'elle déclare être très rare à l'époque où nous vivons. Dans sa revue historique elle nous montre Hypocrate la considérant tantôt comme une fiévre intermittente, tantôt comme une fiévre continue. Agathinus, Archigène et Celse, au contraire, la rapportent à une fiévre tierce ou quotidienne dont les accès se prolongeraient de manière à ne pas permettre à l'apyrexie de se montrer. L'opinion qu'elle préfère est celle de Galien, qui fait de la semitertiana un composé d'une rémittente quotidienne avec une intermittente tierce, ou d'une rémittente tierce avec une intermittente quotidienne.

La semitertiana est dite légitime, lorsque les deux élémens sont unis à égale proportion, et illégitime lorsque l'un des deux domine l'autre.

La véritable hémitritée (c'est aussi le nom qu'on lui donne) débute pas des accès qui surviennent le matin et dans lesquels on observe la réfrigération et le pouls serré. Quelquefois cette réfrigération se prolonge fort avant dans l'accès; puis surviennent la chaleur et la fréquence du pouls auxquelles succède la sueur ou au moins une légère moiteur. Le soir, nouvelle réfrigération avec chaleur et mouvement fébrile, le lendemain il y a amélioration jusqu'au à la fin de la journée qui présente un paroxisme plus fort; le troisième jour, les choses se passent comme dans le premier, et le quatrième, comme dans le second. Telle est la marche régulière de cette fièvre qui peut avoir un ordre inverse dans l'apparition de ses rémissions ou de ses accès, si elle est composée d'une rémittente tierce et d'une quotidienne intermittente.

La première lecture de cette description nous avait fait penser qu'il s'agissait de fièvres limnéïques compliquées, irrégulières, que la semitertiana correspondait à notre fièvre rémittente gastrique, si commune dans la plupart des épidémies. Pour éviter l'ambiguité dans les termes, nous pensons qu'il ne faut donner cette dénomination qu'aux fièvres a quinquina compliquées de gastricité; il ne nous était pas difficile dans cette hypothése de nous expliquer les symptômes concomitants: inappétence, insomnie, douleurs abdominales et lombaires, déjections alvines, vomissements bilieux, cardialgie, lipothymies, délire. Nous étions dans l'erreur ; il est dit plus loin que, lorsque la semitertiana se transforme en intermittente et qu'elle nécessite l'emploi du quinquina, elle est illégitime.

Que peut donc être l'hémitritée pure. Nous n'avons pas besoin de faire remarquer combien ces distinctions dans le type fébrile sont subtiles, embarassantes, inutiles même au praticien, auquel elles ne fournissent aucune indication thérapeutique ; elles permettent de réunir sous un seul titre des maladies diverses, d'en séparer d'autres qui exigent le même traitement ; nous avons eu d'assez fréquentes occasions de mettre ce fait hors de doute. Si l'école romaine appliquait au diagnostic le précepte de Sydenham et de Torti, si elle attendait que la maladie se fût un peu dessinée (aliquantisper suo se marte protriverit) avant de la dénommer, sa nosologie atteindrait une clarté, une précision beaucoup plus grandes et nous osons dire maintenant que, si elle tentait de rattacher la majeure partie de ses fiévres continues à la lésion d'un organe, si par une analyse anatomique de l'état physique des divers appareils de l'économie, elle cherchait à découvrir quel est celui d'entr'eux qui est le plus spécialement en jeu dans tel synochus, tel causus, telle semitertiana, sa thérapeutique gagnerait beaucoup et le praticien ne serait plus assailli au lit du malade par mille motifs d'incertitude.

Nous ne nous rappelons pas avoir constaté le type particulier de l'hémitritée ; nous avons cherché à pénétrer sa nature par une lecture attentive de son histoire ; nous parlons en ce moment de l'hémitritée légitime que le quinquina aggrave au lieu de la guérir, qu'il rend même continue continente au dire de Baglivi ; nous adopterions volontiers l'opinion de Spigel : « ab aliqua inflammatione interna oriri » sentiebat ». Nous croyons que le plus souvent cette inflammation siège dans le tube digestif ; la semitertiana serait une fiévre gastrique malgré l'aspect nouveau de son mouvement fébrile.

Ces fiévres s'observent, dit-on, au printemps et en automne ; elles sont fréquentes pendant les transitions de température, lorsque souflent les vents austraux ; l'ivrognerie, une alimentation mauvaise, la tristesse, l'air froid et humide, etc. sont signalés comme la produisant. L'étiologie est une science trop incertaine, trop hypothétique pour nous permettre de fonder sur elle une interprétation quelconque et encore moins une interprétation qui peut soulever contr'elle de nombreuses préventions.

Le professeur Valentini avoue que cette théorie peut invoquer à son appui de bonnes raisons ; on trouve souvent à l'autopsie des infarctus inflammatoires dans les intestins, le mésentère et les autres viscères de l'abdomen ; ils sont produits, d'après l'auteur, par la bile ou la pituite que la fiévre épaissit et irrite, ce qui pour nous est inadmissible. La non continuité de la fiévre ne prouve rien contre la réalité d'une inflammation viscérale. Du reste cette continuité que l'école romaine exige, ne l'observe-t-elle pas plus tard, lorsque la semitertiana s'aggrave, qu'il survient des obstructions viscérales avec tension douloureuse de l'hypochondre et de l'épigastre, évacuations sanguinolentes, bilieuses ou purulentes, cardialgie, nausées, vomissements, sanglots, jactitation, hoquet, tremblement des mains, délire. Ce ne sont là, dit-on, que des phénomènes critiques ou des signes pronostiques qui annoncent la guérison, la mort ou une transformation. Il nous parait plus simple et plus rationnel de trouver dans les uns et les autres les symptômes de la maladie confirmée, améliorée ou aggravée.

Le traitement vient corroborer ce que nous venons de dire, tant il est vrai que malgré les théories les plus inexactes, on peut arriver à une thérapeutique convenable sous l'influence d'une observation consciencieuse et suivie.

Ce qui préoccupe le plus dans cette maladie ce sont les inflammations viscérales ; on ne préconise pas en principe la saignée, il est vrai, et nous avons dit pourquoi il convient généralement de s'en abstenir. Mais lorsqu'il y a pléthore, il faut y avoir promptement recours, *ne inflammentur viscera.* La saignée est-elle contr'indiquée, on doit appliquer des sangsues aux coudes, aux vaisseaux hémorrhoïdaux.

Les purgatifs, les vomitifs sont proscrits ; ils produisent ou augmentent l'inflammation de l'estomac ; il vaut mieux employer les pulpes de casse, de tamarin, les lavements émollients ou huileux, les parégoriques, les carminatifs. On doit surtout s'abstenir des vomitifs, lorsqu'il y a des vomissements; ils déterminent les sanglots, le hoquet, la prostration. Le quinquina est tout aussi nuisible que l'opium et ici c'est Baglivi qui parle. « Ast si semitertiana vera sit et exquisita, » peruvianus cortex nocet, siquidem stomachum obruit, » irritat, inflammat ». Enfin vient l'éloge de la scorzonère, des racines apéritives, de la chicorée, de la scabieuse, de la laitue, du chardon bénit, de tout cet arsenal de la vieille pharmacopée dans lequel nous avons si peu de confiance.

L'étude du traitement plus que tout le reste nous fait répéter avec les anciens : « quapropter semitertianam a ga» strica non differre existimamus ». Nous n'oublions pas que les mots vagues et incomplets d'anatomie pathologique, signalant l'inflammation du mésentère et des viscères de l'abdomen déposent contre cette idée présentée d'une manière absolue, rappellent à l'esprit la fiévre typhoïde, font penser à la néphrite etc. Nous admettons sans hésitation que les lésions de divers appareils peuvent provoquer la fiévre hémitritée, la tritæophia, le synochus ; nous nous sommes toujours bornés à grouper le plus grand nombre d'indices que nous fournissait la pyrétologie romaine, afin d'établir les altérations pathologiques qui correspondaient le plus souvent, le plus naturellement au type fébrile que nous analysions et que nous regardions comme symptomatique.

A la place de cette fiévre à laquelle nous ne reconnaissons pas une individualité propre, nous rétablirions un genre de maladies étudié spécialement par Borsieri et M. Puccinotti et composé de l'hémitritée illégitime et de toutes les autres fiévres, quel que soit leur type, qui se transforment en intermittentes comme certaines fiévres gastriques. Nous réserverions à ces affections seules le nom de fiévres rémittentes gastriques à l'exemple de Nepple et de tous les médecins français. Elles ne correspondent qu'à une partie des fiévres proportionnées de Torti, à celles qu'il déclare devoir être traitées par le quinquina. Ce célèbre observateur range à tort dans cette classe les pyrexies non curables par ce médicament; nous retrouvons dans ses œuvres la confusion que nous avons signalée dans la semitertiana et la fiévre gastrique.

Les fiévres rémittentes gastriques telles qu'on doit les définir jouent un grand rôle dans les épidémies estivales de Rome; nous regrettons seulement qu'il ait été exagéré. Elles paraissent dues à la réunion d'une fiévre à quinquina et de la fiévre gastrique. On peut, par le traitement ou simplement par la diéte, isoler les deux élémens constitutifs, couper les accès par le sulfate de quinine, voir la gastricité persister seule, disparaitre peu à peu, exiger quelquefois une médication particulière, parce que sa tenacité pourrait favoriser une récidive. On peut encore avec l'école romaine ajourner jusqu'à indication précise l'emploi de l'écorce du Pérou et assister à cette prétendue transformation de ses fiévres rémittentes en intermittentes.

Elles nous paraissent devoir reconnaitre une étiologie complexe comme leur nature; ce ne seront pas les deux ferments de Torti: mais les effluves marécageuses d'un côté, la chaleur et les variations de température de l'autre; nous les définirions avec Sennert « Ex tertiana aut quotidiana inter-» mittenti (palustri) et continua sympatica, nimirum ab in-» flammationis alicujus visceris inducta, efficiuntur ».

Dans l'étude de la fiévre gastrique nous avons admis qu'à sa suite pouvaient se développer des accès intermittens vrais; nous les avons distingués de ces recrudescences paroxistiques, assez régulièrement périodiques, que l'on observe au commencement de la convalescence; celles-ci sont une expression de la maladie à son déclin; elles en font partie intégrante et il faut savoir les respecter; les autres constituent une nouvelle affection qui vient s'enter sur la première et grâce à elle la médication antipériodique est nécessaire. Une fiévre intermittente peut aussi provoquer le gastricisme en dehors des influences atmosphériques. Il est naturel de croire que dans le moment pyrétique l'activité circulatoire détermine une congestion sanguine plus tenace, plus permanente sur la muqueuse digestive que sur les autres organes et qu'il en résulte une sécrétion de saburres. Peu à peu cette congestion et les saburres augmentent à mesure que les accès se répétent; elles deviennent capables de produire une réaction fébrile et la fiévre rémittente gastrique se trouve encore constituée. Dans le premier cas la gastricité sera la première observée; dans le second, la maladie débutera pas des accès périodiques.

Nous n'attachons pour notre part qu'un intérêt de curiosité purement scientifique à la théorie pathogénique, à l'étiologie elle-même. Ce que nous cherchons à faire accepter, c'est la diathèse constamment sténique, irritative de la complication, telle qu'on peut l'observer chez les individus débiles, faibles, chez lesquels les phlegmasies se produisent avec une déplorable facilité. Seulement, dans le cas actuel, la débilité est partielle, concentrée sur un ordre particulier d'organes, sur la muqueuse digestive surtout; elle dépend aussi cependant de l'appauvrissement du sang et la médication antiphlogistique ne doit jamais être poussée très loin à Rome, même dans les pneumonies lobaires; il faut surtout s'en défier pendant l'été.

Nous ne refusons pas aux miasmes ou à la cause quelconque des fiévres intermittentes la possibilité de pouvoir produire, en dehors de toute complication, des fiévres à type sub-continu plutôt que vraiment rémittent. L'expérience nous démentirait. Ces fiévres constituent avec les intermittentes un groupe bien tranché, bien défini; les fiévres rémittentes dont nous nous occupons, établissent un point de jonction entr'elles et les fiévres continues que nous avons étudiées; il faut tenir compte des deux éléments qui les composent et établir un traitement mixte, qui variera suivant la prépondérance de la gastricité ou du génie limnéïque. On s'exposerait autrement à prolonger la maladie, à régulariser la fiévre, comme on le dit généralement, à lui imprimer même par le sulfate de quinine plus de continuité, à favoriser la cachexie, l'anémie; ou bien une expectation systématique, une sécurité imprudente permettront l'apparition d'un accès pernicieux et toutes ses consequences désastreuses. Il est donc essentiel d'analyser ces fiévres dans les ouvrages de pathologie, comme l'ont fait Borsieri et Torti, d'autant qu'elles sont fréquentes.

Le traitement mis tous les jours en usage dans nos hôpitaux remplit, on ne peut mieux, le double but que doit se proposer le praticien. En prescrivant au début un vomitif ou un vomi-purgatif (potion ipeca 1 g. stib 0,05 ou ipéca et cal aa 2 gr.), on fait disparaitre la congestion du tube digestif, l'état saburral; puis le lendemain 0,5 ou 1 gr. de sulfate de quinine détruisent avec une merveilleuse rapidité l'élément intermittent; si ce médicament agit mieux, c'est que l'on a enlevé une cause capable à elle seule d'entretenir la fiévre et que l'on a favorisé l'absorption plus totale de l'antipériodique. Il y aura quelquefois danger dans cette médication préparatoire; pendant que l'on combat la complication, un accès pernicieux peut survenir. D'un autre côté les émétiques ne produiront pas toujours de bons effets; dans telle année la gastricité pourra avoir une acuité assez grande pour être aggravée par des purgatifs peu énergiques, par les sels neutres; une émission sanguine amènera au contraire une amélioration notable, rapide, permettra à l'intermittence de se montrer et rendra au quinquina toute sa puissance. Quoique ces distinctions soient embarrassantes, il ne nous est pas permis de les supprimer; nous devons redoubler d'efforts et d'attention pour vaincre la difficulté et savoir saisir avec le plus d'exatitude possible l'indication thérapeutique.

Il nous sera facile en nous appuyant sur ce qui précède, d'expliquer les résultats si dissemblables des épidémies de 1850 et 1852. Dans la première les malades étaient nombreux, leur état paraissait grave à leur entrée; le traitement vomi-antipériodique les rétablissait en quelques jours; la convalescence était de courte durée; la mortalité s'élevait à 1 $^o/_o$. La gastricité était si faible que nous n'avions presque jamais recours aux sangsues; nous observions rarement les douleurs abdominales, la diarrhée; dans l'arrière saison les accès pernicieux se montrèrent chez les entrants et il devint urgent de négliger la première pour ne s'occuper que de ceux-ci. Il nous est cependant arrivé même à cette époque d'employer ce médicament en pure perte, de voir les fiévres rémittentes se dessiner, d'autres diraient se transformer en continues continentes.

En 1852, nous vimes bien vite que les émétiques ne convenaient plus; ils exaspéraient les douleurs abdominales qui souvent étaient très-vives; nous rendions plus intenses l'agitation, la fiévre et la diarrhée qui était devenue commune; les purgatifs nous parurent nuisibles aussi; nous dûmes employer les sangsues, les ventouses scarrifiées, les fomentations, etc.

Dans les cas rares où nous voyions la périodicité devenir régulière, les accès être caractérisés pas des frissons ou des horripilations prolongées, des sueurs abondantes générales avec amélioration dans l'état du malade, nous prescrivions du sulfate de quinine; la convalescence s'établissait rapidement, lorsque nous avions sous les yeux une vraie fiévre rémittente gastrique. Plusieurs fois ce médicament se montra impuissant contre toute attente sur des malades qui venaient de séjourner dans des plaines marécageuses, comme Paolo, dont quelques'uns comptaient une ou deux atteintes de fiévre tierce suivie d'hypertrophie de la rate. Cette inefficacité s'est même manifestée, nous l'avons déjà dit, dans des fiévres rémittentes tierces régulières; les paroxismes présentaient les stades de froid et de sueur très complets suivis de la sédation qui leur succède d'habitude dans les fiévres intermittentes. Il semblait même que les malades devinsent plus cachectiques à mesure que nous avançions dans notre médication.

Ce sont ces résultats consciencieusement observés et la guérison sans le secours du quinquina de ces mêmes maladies qui nous ont conduit à séparer ce qui jusqu'alors nous avait paru étroitement lié, à admettre, si l'on veut, dans les fiévres rémittentes gastriques deux genres bien distincts, comme le faisait Torti dans les fiévres proportionnées. Dans la dernière épidémie la fiévre gastrique a acquis une acuité, une fréquence qu'elle n'avait pas eues jusqu'alors; elle s'est montrée comme maladie isolée; les accès pernicieux étaient rares du reste; il n'y avait aucun danger à faire une coutr'épreuve qui jusqu'à présent nous avait manqué et sans laquelle les conclusions peuvent facilement être erronées ; nous faisions de l'expectation, comme le veut Sydenham et nous attendions sans crainte une indication formelle ou bien ces indices qui annoncent l'invasion prochaine d'un accès pernicieux, ce quid divinum qui a été très-bien décrit par Torti.

Une question d'une haute importance et dont la solution est pour nous à l'état de désidératum, c'est celle du diagnostic différentiel de la fièvre rémittente gastrique et de la fièvre gastrique. L'auteur que nous venons de citer s'en est longuement occupé, nous trouverons peu de choses à ajouter aux paroles du maitre ; nous allons cependant énumérer les différences qui nous paraissent les plus propres à résoudre le problème que le praticien rencontre à chaque instant.

La fièvre rémittente débute le plus souvent par des accès caractéristiques de fièvre intermittente avec leurs trois stades ; l'état saburral survient plus tard et n'atteint que rarement un haut degré de gravité ; l'invasion de la fièvre gastrique présente un ordre inverse dans l'apparition des symptômes ; la fièvre succède au développement de la gastricité. Ce mode d'invasion différent le médecin ne le constate pas toujours ; le malade ne sait pas rendre compte de ce qu'il a éprouvé ; nous avons admis en outre, que la fièvre rémittente pouvait être précédée de la gastricité, que la fièvre gastrique peut de son côté être annoncée par des frissonnements et des sueurs à périodicité plus ou moins régulière. On ne peut donc retirer de l'étude des antécédents qu'une présomption qui n'aura pas une grande valeur pour élucider la question.

Les paroxismes fournissent quelques données plus précieuses ; elle se trouvent implicitement contenues dans ce passage de la Thérapeutique spéciale (Livre 5 chap. 5). « Quo

» clarior est, manifestior et in suo typo periodus, eo certior
» est effectus ac usus corticis, quia tunc febris præfert magis
» naturam intermittentis subintrantis, quam continuæ re-
» mittentis (262) ». Il résulte de là que les paroxismes qui
continuent à présenter une sensation de froid, une horripilation même légère, le bleuissement du nez, des ongles, une
espèce d'aura fébrifère parcourant les jambes et le tronc au
moment où le paroxisme va commencer, font présumer que
la maladie est du domaine du quinquina. Si, au contraire, les
premiers moments de l'exacerbation sont caractérisés par la
chaleur avec sueurs terminales partielles, peu abondantes, la
fièvre est probablement du genre des continues. La rémission
fournit réellement les signes les plus essentiels; plus elle est
complète, évidente, le pouls tranquille, la chaleur douce,
plus il y a de chances pour que la fièvre soit intermittente
de sa nature.

Enfin l'époque à laquelle survient l'affection, l'appréciation de la constitution médicale peuvent encore guider le
médecin; le quinquina trouvera plus souvent son emploi en
été et en automne qu'au printemps et en hiver, Nous reconnaissons avec Torti que le moment de rémission est celui qui
doit être étudié avec le plus de soin; si elle est obscure, le
pouls agité, la peau sèche, chaude, la face turgide, etc.,
l'antipériodique n'aura probablement pas de prise sur la maladie. Néammoins il n'y a pas là de données précises, certaines; le maitre l'avoue; c'est à la sagacité du praticien de
suppléer à ce défaut d'indications.

S'il était vrai que de toutes les pyrexies les fièvres limneïques fussent les seules qui ne soient pas symptomatiques
d'une lésion locale, la recherche de cette dernière pourrait
éclairer le praticien. Nous sommes portés à le croire et pour

nous une exploration des divers organes de l'économie, de
de ceux surtout dont semblent dépendre les phénomènes mor-
bides observés nous parait indispensable à qui veut éviter
une fausse interprétation des faits. Il nous est arrivé de constater l'intermittence de la fièvre et de la douleur chez un
homme qui avec une pleurodynie gauche sensible à la pression ne présenta pas d'abord les signes d'une pleurésie ou
d'une pneumonie. Le sulfate de quinine fut suivi d'amélioration; le malade se trouvait très-bien, disait-il, à part une
sensation de pesanteur du côté gauche; or, celle-ci dépen-
dait d'un vaste épanchement, qui a guéri par les moyens ordinaires; nous croyons très-peu aux pleurésies intermittentes.

Nous n'avons pas malheureusement pour la cavité abdo-
minale des moyens d'exploration que l'on puisse comparer à
la percussion et à l'auscultation. La fièvre gastrique du reste
se combinant avec les fièvres intermittentes, la difficulté dé-
vient plus grande et l'on doit peser toutes les conditions
pour approcher autant que possible de la vérité. Il peut se
faire que dans les fièvres limneïques la gastricité acquière
beaucoup d'intensité, qu'elle présente quelques symptômes typhiques; le diagnostic devient alors presque impossible sans l'expectation conseillée par l'école romaine. Cette
conduite peut être imprudente dans la saison épidémique et
nous aimons mieux administrer une dose de sulfate de
quinine que nous appellerons de précaution; il résout en
quelques heures la difficulté. Ce sel est moins nuisible que
le quinquina et dans les cas graves nous pensons qu'il est
nécessaire de violer le précepte que nous rappelions; mais
nous ne continuons jamais ce médicament, s'il ne survient
pas une amélioration notable et prompte dans le mouvement
fébrile, dans l'état général du malade.

Nous avons souvent suivi sans inconvénient ce procédé au commencement d'affections qui prenaient ensuite la marche des fiévres typhoïdes, du causus, etc.; nous nous sommes bien gardés de persister dans cette voie, lorsque la sédation ne survenait pas; nous n'avons pas beaucoup aggravé l'état du malade et nous avions au moins la certitude qu'un accès pernicieux ne surviendrait pas. Nous encourons peut-être cette épigramme: « In exercenda praxi in omnibus fere in-» termittentibus (et remittentibus) perniciem effingunt, vel » reconditam timent ». Nous acceptons de grand cœur la dernière partie de ce reproche; plus que dans aucune autre maladie, il vaut mieux prévenir que guérir.

FIÉVRES INTERMITTENTES.

Nous n'avons pas l'intention d'analyser *in extenso* ces affections qui sont mieux désignées sous le nom fiévres limnéïques ou palustres, puisqu'elles peuvent présenter le type continu ou sub-continu. Cette question longuement débattue par Morton, Sydenham et Torti nous parait avoir été très-bien jugée au point de vue thérapeutique; nous l'eussions passée sous silence si nous n'avions à présenter quelques considérations, véritables corollaires de ce que nous avons dit à propos des fiévres continues, en particulier de la fiévre gastrique, qui doivent compléter la proposition que nous avons émise au commencement de ce travail et expliqueront peut-être la divergence de quelques praticiens sur l'étiologie et le traitement de ces fiévres.

Nous n'énonçons rien de nouveau; nous pourrions encore ici nous borner à des citations, pour rappeler les principes des grands maitres que l'on ne saurait trop citer, pour montrer que, s'il y a quelques fiévres continues qui guérissent par le quinquina, il y a aussi des fiévres intermittentes dans lesquelles la forme cache le fond et qui disparaissent sans que ce médicament soit nécessaire.

Lorsqu'une cause morbifique produit un nombre considérable d'affections, on a immédiatement une fatale tendance à tout lui attribuer; si surtout elle présente quelque côté hypothétique ou mystérieux, l'esprit naturellement enclin à la généralisation n'est plus entravé par les limites rigoureuses du positivisme, il peut tout expliquer sans rencontrer d'entraves sérieuses. Les miasmes des marais nous fournissent un nouvel exemple de ce genre d'aberrations. Nous ne parlons pas des hommes systématiques à l'excès qui ont trouvé les signes de l'intoxication palustre dans une ophthalmie; mais combien de praticiens éminens ont regardé la plupart des fiévres continues comme reconnaissant cette origine? Cependant Torti, ce champion ardent du quinquina, Torti le déclare inefficace dans ces fiévres qu'elles soient continentes ou rémittentes; exceptionnellement elles peuvent guérir par cette médication; mais c'est qu'alors l'essentialité de la maladie est l'intermittence. Dans ce dernier type l'écorce devient indispensable, *divine;* néammoins il ne faut pas l'employer toujours, surtout au début, parce que les fiévres intermittentes peuvent être *dépuratives,* ou plutôt parce que l'essentialité de la maladie est la continuité.

Nous voulons essayer de remettre ces espèces de fiévres en lumière et donner à l'usage du sulfate de quinine des limites rationnelles; c'est le seul moyen de ne pas discréditer un médicament précieux que rien ne saurait remplacer.

Nous croyons nous-même que les fiévres intermittentes sont généralement produites par un gaz particulier que la

chimie toujours en progrès nous dévoilera peut-être un jour ;
ce gaz serait le résultat d'une fermentation végéto-animale et
aurait besoin pour se produire de la chaleur et de l'humidité.
Celles-ci ne joueraient par conséquent qu'un rôle secondaire
dans l'étiologie de ces affections. Cette opinion fondée sur des
inductions dont nous reconnaissons toute la valeur pourrait
être singulièrement compromise par les exagérations de ses
partisans, qui ne voient plus que le miasme dans un pays marécageux et qui vont même quelquefois chercher très-loin
les foyers d'infection. Les marais Pontins passent pour ame-
ner dans Rome ces produits néfastes qui font tous les ans
de nouvelles victimes. Cette vaste plaine dans ses points les
plus rapprochés est à 40 milles de distance ; elle est séparée
de la vallée du Tibre par les hauteurs de Tivoli, Frascati, Al-
bano, localités tout-à-fait à l'abri de la malaria ; les travaux
des papes l'ont considérablement assainie et les habitans de
Terracine et de Velletri ne paraissent pas très-effrayés de son
voisinage : nous n'y n'avons pas vu plus de cachectiques qu'à
Paolo, proportion gardée. Nous verrions dans la vallée même
dans laquelle est assise Rome, dans les débordements du
fleuve qui la parcourt, dans sa campagne inculte les conditions nécessaires à la production des épidémies ; cette question exige des études multipliées, elle ne rentre pas dans
le sujet que nous voulons traiter ; nous essayons de nous
faire une idée théorique sur les fiévres intermittentes re-
belles au quinquina. Il est présumable que leur cause ne
gît plus dans les miasmes et nous ne saurions blâmer l'école romaine lorsqu'elle nous dit : « Quamvis vero indubium
» sit quin miasma palustre frequentior et efficacior intermit-
» tentium caussa sit, animadvertere fas est ab aliis etiam
» caussis hujusmodi febres oriri : animi pathematibus, gra-

» vibus humorum jacturis, fomite gastrico, aut plethora, quæ
» si febres intermittentes pariat, sola sanguinis missione hæ
» consanescunt ». Selon nos observations, le fomes gastricus
produit la majeure partie de ces fiévres appelées avec raison
illégitimes; nous adoptons la même théorie pathogénique que
pour le *synochus, la febris gastrica;* nous avons vu que cette
dernière pouvait provoquer des accès périodiques dans une
partie de son parcours; il n'y aurait rien d'impossible que
cette intermittence existât régulière pendant toute la durée
de la maladie par cela seul qu'elle aurait moins d'intensité
ou qu'elle atteindrait une organisation peu irritable; les accès perdraient peu à peu de leur intensité et finiraient par
disparaitre sous l'influence d'un traitement approprié; ils
seraient au contraire remplacés par la rémittence ou la continuité si l'on faisait usage d'une médication intempestive.
Cette théorie est peut-être fort loin de la vérité et sans y
attacher la moindre importance nous nous contentons d'établir le fait pratique.

Nous avons observé nous-même l'épuisement spontané
de ces fiévres; nous les avons vues se juger elles-mêmes,
pour nous servir du langage d'Hypocrate et de Torti.

En 1851, nous fûmes appelé à expérimenter deux nou-
veaux fébrifuges, l'apiol et la colophane traitée par l'acide
nitrique. Il nous fut recommandé par le conseil de santé des
armées de faire nos tentatives autant que possible sur des
fiévres de première invasion et d'attendre, pour que nos conclusions eussent quelque valeur, d'avoir constaté trois accès
caractéristiques. Il était difficile de rencontrer à cette époque
de semblables conditions; nous pumes néammoins réunir trois
cas dans lesquels nous nous abstînmes de toute médication;
nous n'observâmes deux accès que sur un seul malade; force

nous fut d'expérimenter sur des fiévres récidivées; elle écho-
ua. Il nous est arrivé dans une circonstance de ne pouvoir
couper par le quinquina, les purgatifs, les vomitifs les accès
d'une fiévre quotidienne qui commencaient à 3 heures du
matin par de petits frissons et se terminaient vers 8 heures
par une transpiration abondante; l'existence de palpitations
du cœur et un retentissement métallique de ses battements
nous déterminèrent à prescrire la digitale et les accès furent
suspendus. M. Valentini a lui-même guéri beaucoup de fiévres
intermittentes par l'opium. Ces faits montrent combien l'esprit
de système entraine facilement à l'erreur et combien est
vraie cette observation de l'école romaine: « Quoad febrium
» intermittentium purarum curationem plura animadvertenda
» sunt, ut præsertim caussæ remotæ, ægrorum temperamen-
» tum, ætas annua, morborum constitutio. Inter hujusmodi fe-
» bres sunt quæ arte non egent et aliquibus tantum cautelis
» relevantur..... Hinc modo sanguinis missione, si se sistat
» plethora, modo purgantibus et emeticis, si sordibus primæ
» regiones scateant, fuguntur ». Les fiévres intermittentes peuvent donc donner lieu à des indications thérapeutiques diverses et le meilleur moyen de se tromper moins souvent c'est
de ne négliger aucun des éléments du problême. « Si sedulo
» symptomata omnia examinentur, morborum dominantium
» exquiratur ingenium, non tam facile in errorem adducemur ».

Le diagnostic différentiel se puise dans l'étude des accès
et de l'apyrexie; tous les accès de fiévre périodique légitime
ne présentent pas les trois stades; ils surviennent quelquefois
le soir ou la nuit; les fiévres intermittentes illégitimes ou
plutôt symptomatiques peuvent être très-régulières; néammoins plus le frisson sera marqué, les sueurs abondantes, plus
le calme consécutif sera complet, plus l'emploi du sulfate de

quinine aura de chances de succès; si les paroxismes commencent par de la chaleur, si les sueurs sont partielles, la céphalalgie, persistante, l'état saburral, prononcé, il est présumable que l'antipériodique sera sans action. Nous avons rappelé tous ces caractères il y a un instant.

Le type doit être pris en considération. Les fiévres irrégulières (quotidiennes doublées, triplées etc.) sont ordinairement illégitimes; les quotidiennes simples elles-mêmes sont souvent dans le même cas; Plater les considérait même comme étant toutes symptomatiques; c'est un exagération; mais lorsqu'il y a les irrégularités que nons venons de signaler, on peut dire avec presque certitude: « Hæ corticem ple-
» rumque respuunt, quin hoc maxime exasperantur, sed re-
» mediis quæ ad primarium morbum curandum præstant,
» tantummodò expugnantur ».

Les fiévres tierces sont pour l'école romaine les fiévres à quinquina par excellence; nous en avons cependant vu un certain nombre s'épuiser d'elles-mêmes.

Les fiévres quartes nous paraissent être celles que l'on devrait appeler *exquisitissimœ;* nous avons pu nous assurer que 1 gr. 1,5 de sulfate de quinine ne parvenait pas toujours à les couper; nous obtenions ce résultat par la poudre elle-même et nous croyons que la substance est plus énergique que son principe immédiat, opinion soutenue par les médecins italiens. Devons-nous rappeler cette vieille distinction des fiévres en vernales et automnales, faire observer que ces dernières peuvent être illégitimes. « Interdùm vernales au-
« tumnalium, autumnales vernalium characteres adsciscunt. »

S'il était vrai que toutes ces fiévres fussent symptomatique l'exploration des différents organes fournirait des données précieuses; cela arrivera dans quelques cas, dans la phthisie pulmonaire par exemple. Nous avons dit que le plus souvent elles dépendent de la gastricité ; l'examen du tube digestif doit donc être fait avec soin ; s'il y a des douleurs abdominales, un état saburral prononcé, la médication vomitive et purgative seront suivies ordinairement d'un bon résultat.

Le médecin qui généraliserait cette médication au printemps ou dans une saison épidémique dans laquelle la gastricité serait fréquente, pourrait croire avoir découvert un succédané du quinquina ; mais en avancant dans l'épidémie il ne tarderait pas à avoir des mécomptes, surtout s'il abusait de sa méthode.

Il est très-difficile de diagnostiquer cette gastricité d'une manière positive et, comme pour la febris gastrica, quand les accès seront intenses, qu'ils deviendront de plus en plus forts, nous serons obligés de prescrire une dose de sulfate de quinine et d'en observer les effets ; si à la suite de cette medication la fièvre devient rémittente, le malade, inquiet, agité, s'il éprouve quelques douleurs à l'abdomen, il faut suspendre le médicament. On ne s'expose pas à voir survenir des accès pernicieux. Ceux-ci sont en général précédés d'un poroxisme violent, dans lequel les sueurs ou le froid se sont prolongés long-temps, ou bien on observe un symptôme grave et insolite (cardialgie, vomissements, délire, somnolence, lipothymies), la prostration qui succède est profonde ; il y a de la céphalalgie, de la somnolence ; le pouls est agité, nerveux ; le visage défait, abattu ; le regard fixe ou comme égaré ; dans ces cas il faut agir sans retard.

Nous ne ferons qu'une observation à l'égard des fièvres pernicieuses dont on a augmenté les espèces à l'infini. Il est important de ne pas donner à cette expression une signification trop étendue. L'école Romaine n'est pas à l'abri de ce défaut ;

elle admet qu'on peut les observer chez les habitants des villes à la suite des blessures ou du séjour des corps étrangers dans l'économie, « ut à recentiorum observationibus satis superque comprobatur »; il est bien probable que ces accès sont ou le tétanos, ou l'infection purulente. Les détails nous manquent pour que nous puissions éclaircir ce point. Nous ne voulons pas du reste pénétrer dans l'histoire de ces fiévres que Torti a admirablement décrites et qui du reste sont bien connues, bien appréciées.

S'il nous était permis de formuler un jugement sur l'école romaine, nous dirions que loin d'être systématique, elle erre encore dans les idées vagues des auteurs anciens, elle fait comme eux de l'ontologie pour nous servir de cette expression que Broussais rêva d'anéantir.

Pour elle, la fiévre est tout; les troubles fonctionnels les lésions locales en découlent ou viennent s'y adjoindre comme éphiphénomènes critiques; ils lui sont par conséquent subordonnés et ne sont pas nécessaires pour constituer la maladie. Dans le Synochus la tumeur des hypochondres pourra ne pas exister; tous les causus ne se transformeront pas en péritonite, en méningite, en pleurésie; on en verra ne se juger qu'au 140ᵉ jour. Il résulte de ces théories la possibilité surtout pour les adeptes d'établir des diagnostics, dont les variations paraitront étranges au premier abord; leur explication nous en semble facile cependant. Notre fiévre typhoïde pourra être dénommée semitertiana aussi bien que synocha, synochus, causus, elle se transformera au bout de quelques jours en fiévre nerveuse. On comprend encore que les fiévres catarrhales puissent dégénérer en fiévre hectique; il suffira qu'il existe des tubercules dans les poumons.

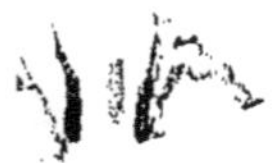

Les symptômes bien observés, comme ils le seront toujours par un médecin hypocratiste, ne sont pas coordonnés de manière à constituer les diverses phases d'une même maladie; leur valeur diagnostique est souvent mal appréciée. De là résulte, selon nous, la confusion que nous remarquons dans les fiévres continues.

Nous ne nous reconnaissons pas le droit de décider si toute une génération de médecins a tort ou raison. C'est pour cela que nous avons surtout insisté sur les hésitations qui doivent assaillir le praticien imbu de semblables théories; elles restreignent beaucoup sa thérapeutique; l'indication la plus claire qu'elles lui fournissent est celle qui concerne la quinquina. Soumise aux règles que Torti a posées, l'école arrive aux mêmes conclusions que ce grand maitre.

Nous avons mieux aimé chercher la concordance pour définir les diverses sortes de fiévres que l'on observe à Rome; nous avons pensé qu'il devait y avoir du vrai au point de vue pratique dans des doctrines suivies pendant des siècles et nous l'avons expérimentalement constaté. Nous pouvions étayer nos opinions sur des statistiques dans lesquelles l'erreur peut se glisser si facilement, sur des observations forcément tronquées ou inexactes quand elles sont puisées dans un service où les malades abondent, où l'attention tiraillée dans tous les sens ne sait plus sur quel point se fixer; nous avons préféré à ces bases infidèles quand elles manquent de précision, les assertions des médecins de la localité; nous avions à vaincre les difficultés d'une langue qui n'est pas la nôtre, à ne pas nous préoccuper de théories vieillies; nous espérons que l'on nous tiendra compte de ces obstacles.

Nous avons l'intime persuasion que les endémo-épidémies de Rome ne sont pas uniquement constituées par des fiévres palustres; au moment où nous terminons ce travail, la saison estivale de 1853 est commencée et nous voyons se confirmer beaucoup de nos assertions; nous recueillons avec le plus d'exactitude possible les faits qui se présentent dans notre service; nous publierons ultérieurement nos résultats, afin de voir ils sont réellement confirmatifs des distinctions que nous avons cherché à établir sur les maladies qui présentent les caractères vagues et peu précisés de la fièvre rémittente gastrique ou bilieuse et dans ce cas nous établirons pour 1853 les proportions que nous avons trouvées entre les deux ordres de fièvres proportionnées admis par Torti. Nous espérons mettre hors de doute la réalité du synochus inflammatoire et bilieux de l'école romaine, prouver que cette fièvre dépend d'une inflammation gastro-entéro-hépatique et montrer que le sulfate de quinine est au moins inutile dans ces maladies, lorsqu'elles ne se combinent pas avec les fièvres palustres. Jusqu'à présent nous n'avons pas constaté de faits de ce genre; dans notre opinion ils ne se présentent que dans l'arrière saison (fin août, septembre et octobre). Nous serons en outre à même de fournir un certain nombre d'observations sur les *ictères graves;* il est possible que dès le principe ils ne dépendent que d'une congestion sanguine du foie; mais si l'on n'enraie pas promptement cette congestion, elle produit dans l'organe sécréteur de la bile des altérations profondes, souvent irrémédiables et une cachexie rapide. Le sulfate de quinine ne nous parait pas être un médicament susceptible de produire cet effet et il a l'inconvénient, à cause de son action toute spécifique et toute puissante dans les cas qui nécessitent sont emploi, d'inspirer une sécurité trompeuse. Les vomitifs au contraire peuvent produire une modification complète, surtout au début; mais c'est un arme périlleuse, qui exige une grande pratique et beaucoup de sagacité. La thérapeutique pourrait fournir peut-être une méthode plus facile à suivre et tout aussi efficace même quand l'affection parait être très-grave. Nous prouverons aussi par des faits que nous regardons comme irréfragables, que ces congestions du foie peuvent s'adjoindre à la fiévre typhoïde, lui imprimer une gravité insolite, que l'on peut cependant combattre quelquefois avec succès et nous avons pu de nouveau nous convaincre que le traitement antipériodique n'est nullement capable d'enrayer ou de guérir ces sortes de pyrexies.

Rome, le 14 Août 1853.

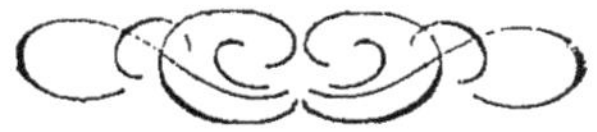

ERRATA PRINCIPAUX:

Pag.	8	*lig.*	8	paludéenes *lisez* paludéennes
»	9	»	29	angiéoténique *lisez* angéioténique
»	26	»	29	la méningite *lisez* la méningite, la péritonite,
»	48	»	15	trentaines *lisez* trentaine

IMPRIMATUR
Fr. Th. M. Larco O. P. S. P. A. Magistri Socius.

—

IMPRIMATUR
Antonius Ligi Archiep. Icon. Vicesgerens.

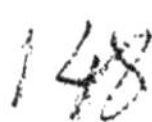